圖解中醫 — 經絡篇

圖解中醫

「經絡篇」

羅大倫
寶金劍
石猴

編繪

中 香港中和出版有限公司
www.hkopenpage.com

說明：本書主要對經絡作簡要介紹，若要實踐，請在專業指導下進行。

只為中醫太美

　　我之所以摯愛中醫文化，只因為它真的很美。

　　幾千年的中華傳統文化浸潤濡養著中醫這棵寶樹奇葩，無論是基礎理論，還是用藥治則，無不閃爍著哲學的思辨之美。作為中醫理論核心的整體觀，不僅將人看作一個整體來考量，還將人置身於浩瀚宇宙，看成是自然界中的一部分，追求人與自然的和諧。這正是道家「天人合一」思想的體現。熱者寒之、寒者熱之、虛者補之等治則，以藥性偏頗來糾正人體偏頗的原則，則展現了儒家智慧的光芒。五行的相生、相剋、相乘、相侮、對立、制約與依存，看似玄而又玄，但又無處不反映著樸素的真理。七情配伍，相使、相須、相惡、相殺，一方之中竟是排兵佈陣般的謹慎嚴密，大氣渾然，每一方不知包蘊了多少哲理。

　　大道至簡，至簡則美。中醫所蘊含的道理是深刻的，但表現形式卻極為簡單，其診斷、用藥都體現了至簡之美。老中醫看病，無須拍 X 光片，不用做 CT、磁共振及各種程序複雜的檢查，藉助醫者的感官和手指的感覺，通過望、聞、問、切就能查明病因，判斷病情。中醫用藥，雖然有很多繁複的藥方，但也有許多簡便有效的單方、偏方和代藥的食方，將藥物對人體的損害降到了最低。中醫將疾病和自然界緊密地結合在一起，很多藥物都是就地取材，隨手可得，一塊生薑、一絡香菜、一頭大蒜、一把食鹽，在中醫師的手中都可能是最有效的治病良藥。中醫已經將「簡」的妙處運用到了極致。

　　一藥一法盡得自然之美。傳統中醫取法自然，以事半功倍、至簡、至效和對人體傷害最小為最終的追求。同樣治病，中醫也許是一帖膏藥、幾次火罐、簡單的針灸就可以治癒，且不傷及人的根本。同樣用藥，中藥多

來源於自然界的動植物，煎煎煮煮，很少化學合成，對人體的不良反應也大大降低。

中醫太美。這樣的瑰寶、國粹，應該推廣之，宣傳之，發揚之，讓更多的人了解中醫，喜歡中醫，應該是每一個中醫人的責任和使命。

看到羅兄贈我的「《圖解中醫》系列叢書」，我的耳目為之一新，彷彿看到了宣傳普及中醫的一片新天地。這套書的作者和策劃者們以普及中醫理念為己任，以弘揚中醫文化為目標，將傳統的中醫內容用最為輕鬆活潑的漫畫形式表現了出來，構思巧妙，匠心獨運。每一幅畫圖、每一段文字，都力求最簡省、最通俗地表達深奧繁複的中醫理論，讓讀者不必再咀嚼拗口的詞句，無須再琢磨難懂的話語，在興味和樂趣中感受中醫的真諦，獲得快樂的閱讀體驗。

我相信這套書能如其「後記」所言，讓您在閱讀之後，「一定會為中醫國粹的精湛神奇而感慨，一定會為古人的聰慧睿智而動容，為燦爛的中華文明而心生一分自豪之情」，從而「生發出對中醫的研究之心、探索之意」，甚至「能由此積極宣傳推廣中醫，讓更多的人來了解它，學習它，發掘它」。

梁冬

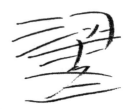

用圖解解讀中醫

五千年歲月流轉，積累了中醫的博大內涵。

五千年千錘百鍊，鑄就了中醫的完備體系。

五千年大浪淘沙，沉澱出中醫的精粹風華。

五千年風雨滄桑，古老的中醫曾經擔負著中華民族繁衍昌盛的大任，推動著華夏文明的車輪，轉動不息。

如今，隨著人們對健康的熱切追求，隨著中國文化影響力的不斷增強，古老的中醫，歷久彌新，正煥發出更加迷人的風采和勃勃生機。

然而，正因其古老，會有許多生澀的語言詞彙讓人難以理解；正因其古老，會有許多深刻的思想理論無法被人領悟。怎樣打破形式的束縛，突破理解的障礙，讓中醫為更多國人所接受，讓中醫國粹真正走出國門，走向世界，是中醫文化傳播者的當務之急。

深思熟慮之下，我們選擇了用鮮活生動的圖解來傳達中醫的精湛深邃，化深奧晦澀為淺顯易懂，變生硬解釋為生動演繹。同時，圖解的幽默元素，還會使讀者在感受中醫、學習中醫的餘韻之中，品味生活的歡愉和閱讀的樂趣。

這，就是我們奉獻給您的用圖解完美解讀中醫的圖書──《圖解中醫》系列叢書。

我們希望，這套叢書能為您敲開中醫的大門，能讓您有更大的熱情學習這門古老的文化。我們也希望，這套書能突破國家的界限，超越語言的阻障，跨越古今時空，飛越千山萬水，將古老而深邃的中醫文化撒播到每個人的心田。

編　者

目　錄

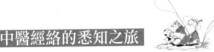

帶你了解腧穴

十二經脈與腧穴

奇經八脈與腧穴

奇穴

中醫經絡的悉知之旅

兩千五百年前，中國誕生了一部醫學巨著——《黃帝內經》，在這部典籍中，一個重要的概念貫穿於全書，那就是經絡。

經絡之學，源於遠古，服務而今，已成為中醫理論不可或缺的核心之一，它以其龐雜大氣而意會勝於言傳的神秘為世人所嚮往，但卻不可知。

經脈者，人之所以生，病之所以成，人之所以治，病之所以起。一針一灸間，便能決生死、處百病、調虛實。微針一點，何以通經絡，安能調氣血？古老的醫學經歷千年洗禮，一脈而承的精粹如何與今朝瞬息萬變的時代相融相合，相輔相成？因為只有當古能為今用，白雲蒼狗的流逝才能藉智慧為載體，成為萬古相傳的瑰寶。益於此時，利於後世。

存以謙恭謹慎之心，秉以授業解惑之願。在這裡，我們盡己之所能，化龐雜為有序，以言傳曉意會，唯望能與讀者一道，揭開古典經絡的神秘面紗，還原其本初之美，學而樂之。

本書是作者對中醫表現形式的探索，不當之處敬請指正。

　　無源之水是不可能長久的，河水之所以能夠千年萬年川流不息，就是因為有源頭，而人體經絡的源頭就是存在於人體腎臟的先天元氣。元氣可保護人體不受病邪侵害，溫煦人體臟腑、肢節，推動經絡中的氣血運行；沒有了元氣，那麼人體的氣血就會停止活動，生命就因此而終結。河道就是河水的通

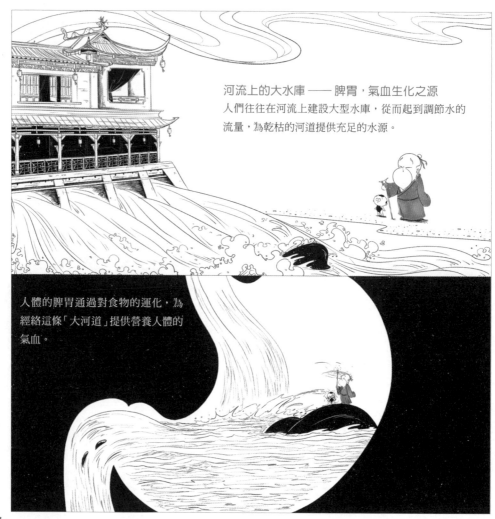

河流上的大水庫——脾胃，氣血生化之源
人們往往在河流上建設大型水庫，從而起到調節水的流量，為乾枯的河道提供充足的水源。

人體的脾胃通過對食物的運化，為經絡這條「大河道」提供營養人體的氣血。

路，而人體的經絡則是運行氣血至臟腑、肢節的主要通道。河水在流經的地域滋潤萬物，養護生命。而人體經絡中的氣血同樣會滋養所流經的人體肢節與臟腑。

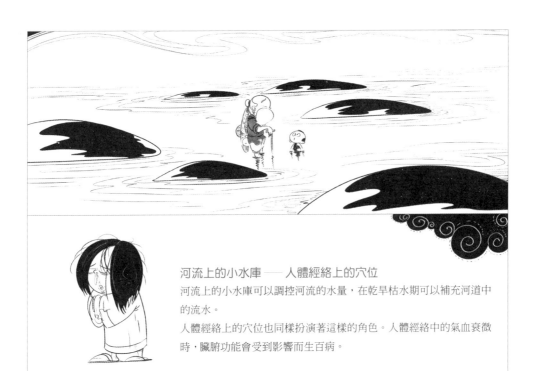

河流上的小水庫 —— 人體經絡上的穴位
河流上的小水庫可以調控河流的水量，在乾旱枯水期可以補充河道中的流水。

人體經絡上的穴位也同樣扮演著這樣的角色。人體經絡中的氣血衰微時，臟腑功能會受到影響而生百病。

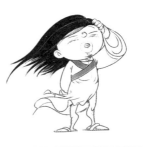

如果增補元氣，加強脾胃功能，雖然可以收到很好的效果，但是費時較長，不能立竿見影，但是如果啟動經絡上的穴位，補充並推動經絡中的氣血運行，則可以使這一難題迎刃而解。

經絡腧穴

　　經絡如一個聯絡網，縱橫交錯，上下溝通，擔負人體內外各部分的聯絡作用。穴位便是經絡上的各個有治療作用的點。針灸和按摩便是通過穴位和經絡對人體的病症進行治療。

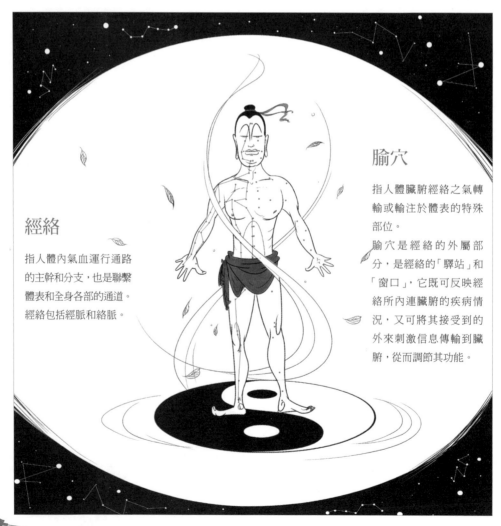

腧穴

指人體臟腑經絡之氣轉輸或輸注於體表的特殊部位。

腧穴是經絡的外屬部分，是經絡的「驛站」和「窗口」，它既可反映經絡所內連臟腑的疾病情況，又可將其接受到的外來刺激信息傳輸到臟腑，從而調節其功能。

經絡

指人體內氣血運行通路的主幹和分支，也是聯繫體表和全身各部的通道。經絡包括經脈和絡脈。

經絡腧穴與針灸

　　經絡腧穴的起源與針灸密不可分。針灸是針法和灸法的總稱，針法源於古代的砭石 *，灸法源於古代的用火。由於針灸的應用，人們產生了對經絡腧穴的認識，並逐漸形成了一套獨立的理論體系。

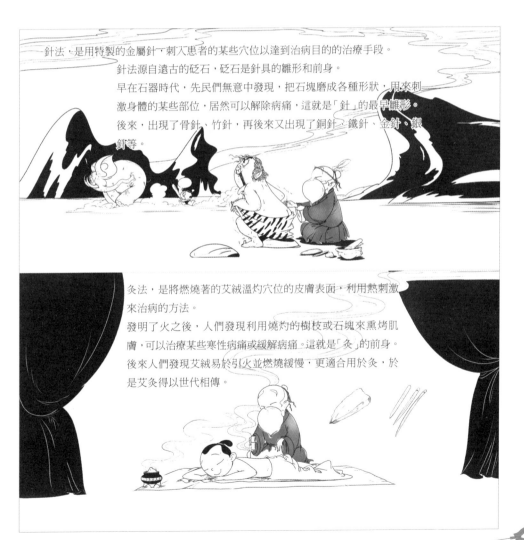

　　針法，是用特製的金屬針，刺入患者的某些穴位以達到治病目的的治療手段。

　　針法源自遠古的砭石，砭石是針具的雛形和前身。

　　早在石器時代，先民們無意中發現，把石塊磨成各種形狀，用來刺激身體的某些部位，居然可以解除病痛，這就是「針」的最早雛形。後來，出現了骨針、竹針，再後來又出現了銅針、鐵針、金針、銀針等。

　　灸法，是將燃燒著的艾絨溫灼穴位的皮膚表面，利用熱刺激來治病的方法。

　　發明了火之後，人們發現利用燒灼的樹枝或石塊來熏烤肌膚，可以治療某些寒性病痛或緩解病痛，這就是「灸」的前身。後來人們發現艾絨易於引火並燃燒緩慢，更適合用於灸，於是艾灸得以世代相傳。

＊砭石：古代用石針扎皮肉治病。

針灸學發展史

經絡腧穴源自於針灸療法，對於經絡腧穴的研究也是伴隨著針灸學的起源、形成和發展而逐步深化和系統化的。要探尋經絡腧穴學的發展須了解針灸學的發展歷程。

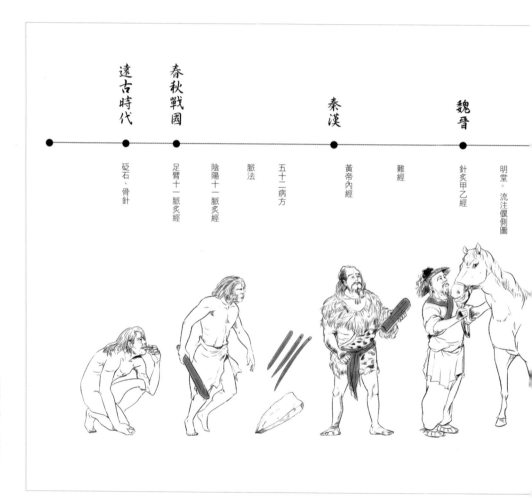

遠古時代　砭石、骨針

春秋戰國　足臂十一脈灸經　陰陽十一脈灸經　脈法

秦漢　五十二病方　黃帝內經　難經

魏晉　針灸甲乙經　明堂＊、流注偃側圖

＊明堂，原指國君議政的場所。《黃帝內經》中假設黃帝坐明堂上與岐伯等臣子討論醫道，後來人們便稱經穴之學為「明堂」，經絡學方面的著作被稱為「明堂經」，圖被稱為「明堂圖」。

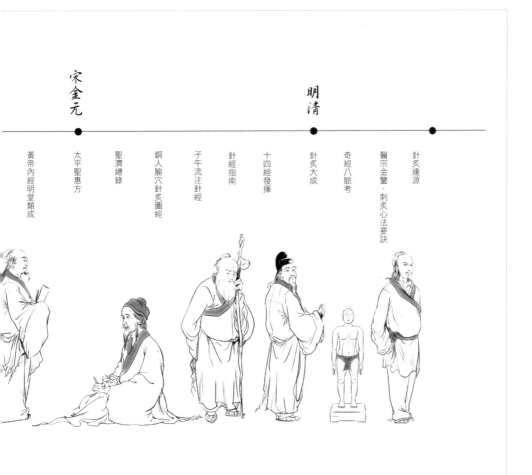

針灸逢源

醫宗金鑑·刺灸心法要訣

奇經八脈考

針灸大成

十四經發揮

針經指南

子午流注針經

銅人腧穴針灸圖經

聖濟總錄

太平聖惠方

黃帝內經明堂類成

春秋戰國前後期

　　根據已出土的考古文物來推測，我國在春秋戰國或更早的時期，就已經初步形成了經絡腧穴的概念。例如，《足臂十一脈灸經》《陰陽十一脈灸經》記載有人體十一條經脈的循行、主要的病症和灸法，而《脈法》《五十二病方》則提到如何借助砭石治療疾病和灸法。

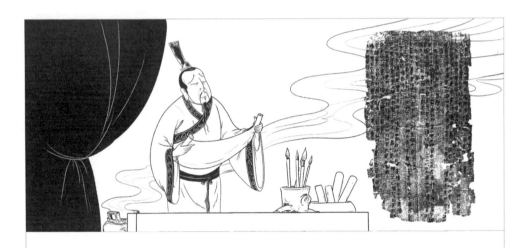

名　　稱：《五十二病方》

作　　者：佚名

成書時期：西漢之前

地　　位：中國最古的漢族傳統醫學方書。

《五十二病方》雖然沒有明確記載腧穴的具體名稱和部位，但幾處描述的施灸部位已明顯縮小，從某一條經脈到某一個部位，最後接近腧穴點的範圍，說明當時已經初步形成了腧穴的概念。

秦漢 ──《黃帝內經》

　　《黃帝內經》是我國現存最早的醫學典籍。《黃帝內經》以陰陽、五行、經絡、精神、氣血等為主要內容，從整體觀角度闡述了人體生理病理、診斷要領和防治原則，重點論述了經絡、腧穴、針法、灸法等，它的面世標誌著針灸理論體系的基本形成。

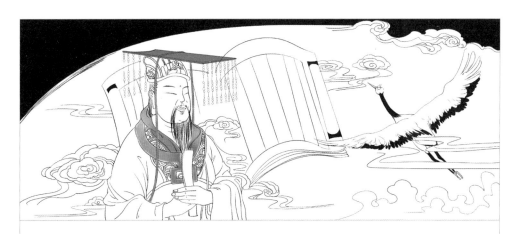

名　　　稱：《黃帝內經》

作　　　者：假託黃帝、岐伯所作

成書時期：戰國秦漢時期

地　　　位：我國現存最早的醫學典籍。它的面世標誌著針灸學理論體系的初步形成。《黃帝內經》列舉了人體近四百個穴位、十四經絡的起止、部分穴位的名稱、骨度的尺寸、九針的運用、補瀉的準則以及針刺方法的說明。

《靈樞》* 分《經脈》《經別》《脈度》《根結》等篇，較完整地論述了經絡腧穴理論、刺灸方法和臨床治療等，對針灸醫學做出了較系統的總結，奠定了後世針灸學術的發展基礎。

《素問》也有相關內容的闡發和討論，如《脈解》《皮部論》《經絡論》《骨空論》《調經論》《太陰陽明論》《陽明脈解》等。

《黃帝內經》已經開始對腧穴進行分類，如各經的「脈氣所發」，五輸穴、原穴、絡穴、下合穴、背俞穴等，並做了簡要的論述，反映了腧穴理論的早期面貌，對人體腧穴的認識從醫療實踐上升到了理論的高度。

*《靈樞》：又稱《針經》《九針》，共九卷。

漢代 ——《難經》*

《難經》進一步發揮了《黃帝內經》的精髓，在經絡理論方面，對奇經八脈、經脈病後、十五絡脈等方面做了新的闡發，在腧穴理論方面則對八會穴、原穴及五輸穴的五行配屬和治療作用等方面進行了論述和補充。《難經》對後世中醫學理論的發展產生了深遠的影響。

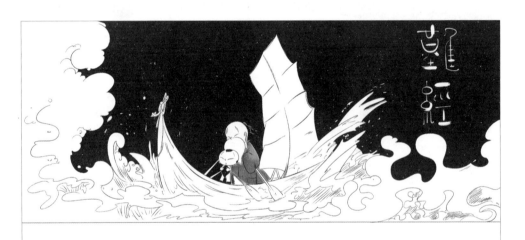

名　　稱：《難經》（《黃帝八十一難經》）

作　　者：原題為秦越人（扁鵲）

成書時期：約為東漢前期

地　　位：是繼《黃帝內經》之後的又一部中醫經典著作。

《難經》首先提出「奇經八脈」這一名稱，並對其內容做了集中論述，補充了《黃帝內經》的不足。

《難經》首先提出「八會穴」的名稱，並具體記載了人體氣、血、筋、脈、骨、髓、臟、腑八者與八穴的關係。

《難經》敘述了原氣通過三焦通達五臟六腑、十二經脈的分佈特點，提出「原穴」是原氣經過和留止的部位，並在《黃帝內經》的基礎上補充了心經原穴，完善了原穴理論。

《難經》完善了各經五輸穴的五行配屬關係，解釋了其含義並指導其臨床應用，使之成為後世子午流注法的理論基礎。

* 難經：難，有「問難」「疑難」之意；經，指《黃帝內經》。難經，有「問難《內經》」之意。

魏晉時期 ──《針灸甲乙經》

　　魏晉時期，皇甫謐編著的《針灸甲乙經》，記載各經穴位349個，不但將「穴」與「經」聯繫起來，以經統穴，還通過交會穴的形式表現了各經間的關係。對後世研究經絡與針灸臨床有很大的指導意義。

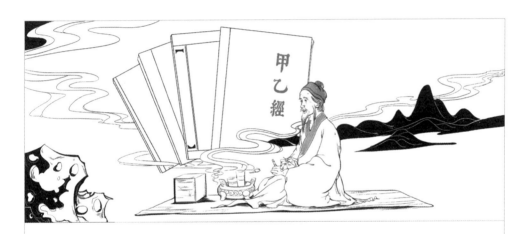

名　　稱：《針灸甲乙經》(全稱《黃帝三部針灸甲乙經》，簡稱《甲乙經》)

作　　者：皇甫謐

成書時間：魏晉時期

地　　位：中醫史上現存最早的一部針灸專著。

《甲乙經》匯集《素問》《針經》(《靈樞》)《黃帝明堂經》*三部書並加以分類整理而成，其中70篇記載了關於經穴的論述，是現存最早的針灸學專著和經穴專著，是繼《黃帝內經》之後對針灸學的又一次總結。

《甲乙經》全書12卷、128篇，記載各經穴名349處，其中有交會關係的穴位84處，並說明穴位尺寸、取穴法及針灸分寸壯數。

《甲乙經》以「頭身分部，四肢分經」的排列形式，對十四經穴進行整理和歸類，將基礎理論和針灸治療內容集合成古代針灸學專著。

*《黃帝明堂經》：又稱《明堂孔穴針灸治要》，約成書於東漢的經穴專著，主要論述經脈的循行、孔穴的位置及疾病治療。本書現已散佚，只能從《甲乙經》中間接了解其內容。

隋唐時期

隋唐時期的經濟文化得到了極大的繁榮，針灸學也有了很大的發展。在唐代，針灸已經成為一門專科，針灸學得到了全面的發展。這一時期，孫思邈、王燾、崔知保、楊上善等醫家對針灸學和經絡腧穴學做出了較大的貢獻。

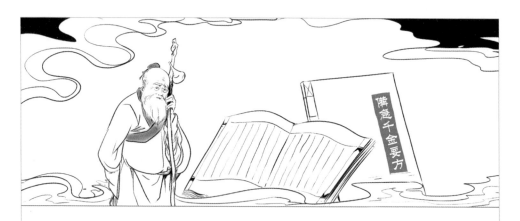

名　　稱：《備急千金要方》
作　　者：孫思邈
成書時期：公元 652 年
地　　位：中國最早的臨床百科全書。

隋唐時期，灸法極為盛行，其中王燾的《外台秘要》和崔知保《骨蒸病灸法》久負盛名。
孫思邈在《備急千金要方》中繪製了五色的「明堂三人圖」，還首載阿是穴和指寸法。

有阿是之法，言人有病痛，即令捏其上，若果當其處，不問孔穴，即得便成痛處即云阿是，灸刺皆驗，故曰阿是穴也。

—— 《備急千金要方》卷 29

唐代楊上善彙編的《黃帝內經明堂類成》（共 13 卷，僅存 1 卷），對經脈、腧穴已按氣血流注次序排列，並對部分穴名做了釋義，開創了依照經絡確定穴位的先河。

宋代 ——《銅人腧穴針灸圖經》與銅人

　　北宋醫官王惟一編撰成《銅人腧穴針灸圖經》三卷，對經脈的循行和病候進行增補，並大多註明經脈循行的穴位，同時對穴位及主治功能進行了重新考證。他還主持鑄造兩座「銅人經穴模型」，統一了十二經脈和任督二脈的循經位置，一改歷代經穴標準的亂象。

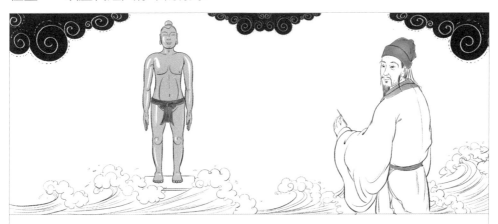

名　　稱：《銅人腧穴針灸圖經》（又名《新鑄銅人腧穴針灸圖經》，簡稱《銅人經》）
作　　者：王惟一
成書時間：北宋時期
地　　位：該書堪稱世界上第一部國家級經絡腧穴文字標準。針灸銅人是世界上最早的國家級經絡穴位形象化標準。

《銅人腧穴針灸圖經》共 3 卷，載有腧穴 354 個，與次年鑄成的針灸銅人模型相互配合。卷首，載正背屈伸人形尺寸圖，十二經脈與任、督二脈經穴圖，按手、足陰陽十二經及任、督二脈順序，逐條經脈記述了經脈循行部位、走向、主病及其所屬經穴的位置。卷中，先列針灸避忌太乙圖，繼按頭、面等身體部位及經穴排列次序，備述每一經穴的部位、主治疾病、針刺深淺、灸療壯數和針灸禁忌。卷下，列十二經氣血多少及井、滎、輸、經、合五輸穴的穴名，又按手、足陰陽十二經次序，詳述各經脈在四肢的經穴部位、主治和針灸法等。下卷末另附「腧穴都數」「修明堂訣式」「避針灸訣」三篇。其中「避針灸訣」是原書卷中「針灸避忌之圖」的文字說明；「修明堂訣式」是卷首正、伏、側三人圖臟腑形的說明，同時也是創製銅人的文獻依據；「腧穴都數」很可能是製銅人時點穴用的文本。

明代 ——《針灸大成》

明代，是針灸學發展的高潮期，針灸著述頗豐。例如李時珍的《奇經八脈考》、楊繼洲的《針灸大成》、沈子祿等的《經絡全書》、高武的《針灸聚英》、徐鳳的《針灸大全》等。其中《針灸大成》是明代以後流傳最廣的針灸典籍。

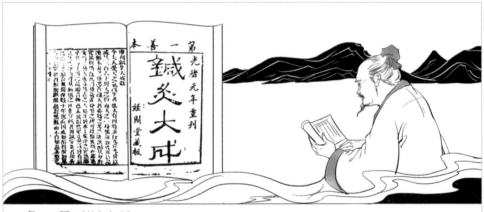

名　　稱：《針灸大成》

作　　者：楊繼洲

成書時間：明代

地　　位：是中國針灸學的又一次重要總結，也是明代以後流傳最廣的針灸典籍。

《針灸大成》共 10 卷。首論《黃帝內經》《難經》中有關針灸的論述，其次有針灸歌賦選、經絡腧穴、刺法針法、灸法、針灸證治、楊繼洲醫案和小兒按摩法等內容。

本書主張針、灸、藥、摩並重。作者認為，致病原因不同、疾病的部位和性質不同，治療的方法也應有所選擇。書中既有藥物、方劑歌訣，也有眾多艾灸方法，並且設按摩專卷。

本書豐富了針灸手法：書中總結了十二字口訣，並總括成簡明的「十二歌」；總結「下手八法」；提出補瀉分「大補大瀉」和「平補平瀉」等治法。

本書豐富了選穴、配穴方法。作者發展了前人的透穴針法；重視選用經驗效穴與奇穴，書中專立《經外奇穴》一節，論述了 35 個經外奇穴的名稱和主治。

《針灸大成》總結了前人關於針灸的主要學術經驗，收載了眾多針灸歌賦；重新考定了穴位的名稱、位置，並附以全身圖和局部圖；闡述了歷代針灸的操作手法；記載了各種病證的配穴處方和治療驗案。本書是中國針灸學的又一次重要總結。

帶你了解經絡

經絡是運行氣血、聯繫臟腑和體表及全身各部的通道。經絡系統包括十二經脈、奇經八脈、十二經別、十五絡脈、十二經筋和十二皮部。

經絡學說闡述人體經絡的循行分佈、生理功能、病理變化及其與臟腑的相互關係。

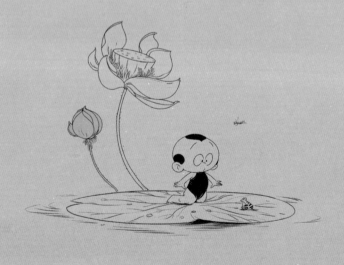

經絡，指人體內氣血運行通路的主幹和分支，也是聯繫體表和全身各部的通道。經絡主要包括經脈和絡脈兩部分，縱行的幹線為經脈，由經脈分出，網絡全身各個部位的分支為絡脈。經絡縱橫交錯，遍佈於全身，密織的羅網無所不至。

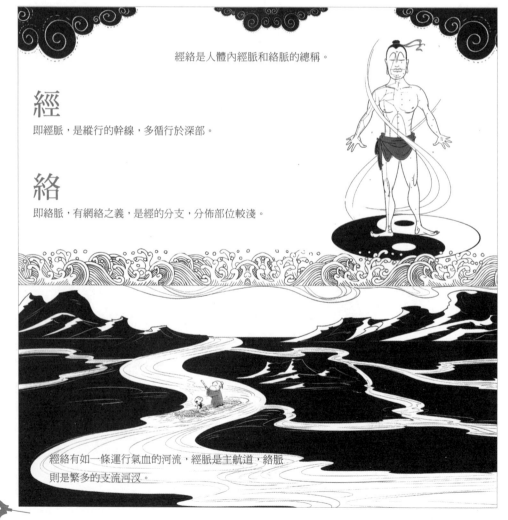

經絡是人體內經脈和絡脈的總稱。

經

即經脈，是縱行的幹線，多循行於深部。

絡

即絡脈，有網絡之義，是經的分支，分佈部位較淺。

經絡有如一條運行氣血的河流，經脈是主航道，絡脈則是繁多的支流河汊。

經絡系統

經絡系統的組成

　　經脈和絡脈交錯縱橫，構成了輸送氣血、連接五臟六腑與肌膚腠理的經絡系統。經絡系統包括十二經脈、奇經八脈、十二經別、十五絡脈和十二經筋、十二皮部。

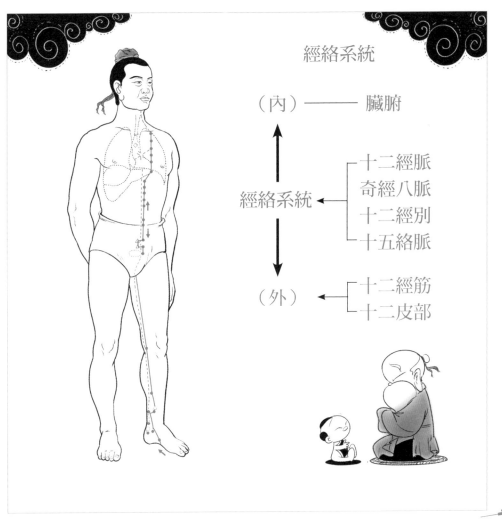

經絡系統

（內）──── 臟腑

經絡系統 ← ┌ 十二經脈
　　　　　　 奇經八脈
　　　　　　 十二經別
　　　　　　 └ 十五絡脈

（外）← ┌ 十二經筋
　　　　 └ 十二皮部

帶你了解經絡

十二經脈

　　十二經脈是經絡系統的主幹，又稱為「正經」。它們向內連接著臟腑，向外聯繫著肌膚腠理，聯通內外，將人體聯繫成一個有機的整體。十二經脈按其流注次序分別為手太陰肺經、手陽明大腸經、足陽明胃經、足太陰脾經、手

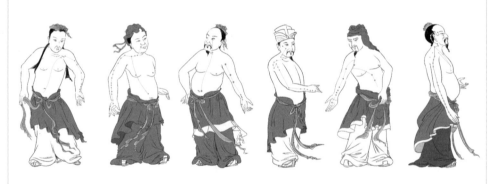

十二經脈

手太陰肺經　　手陽明大腸經　　手少陰心經　　手太陽小腸經　　手厥陰心包經　　手少陽三焦經

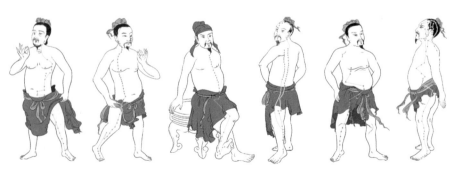

足太陰脾經　　足陽明胃經　　足少陰腎經　　足太陽膀胱經　　足厥陰肝經　　足少陽膽經

少陰心經、手太陽小腸經、足太陽膀胱經、足少陰腎經、手厥陰心包經、手少陽三焦經、足少陽膽經和足厥陰肝經。

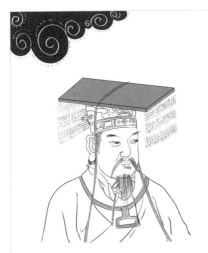

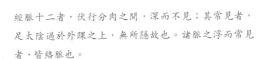

經脈十二者，伏行分肉之間，深而不見；其常見者，足太陰過於外踝之上，無所隱故也。諸脈之浮而常見者，皆絡脈也。

——《靈樞·經脈》

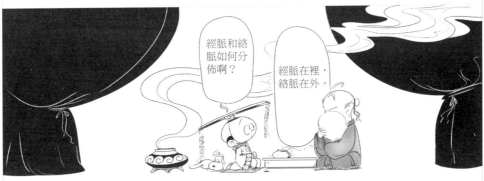

經脈和絡脈如何分佈啊？

經脈在裡，絡脈在外。

十二經脈多在肌肉深處穿行，肉眼看不見，只有足太陰脾經因為經過皮肉較薄的腳踝外部才顯露出來。接近皮膚表面而被看見的脈都是絡脈。

十二經脈 —— 命名規律

十二經脈的名稱由手足、陰陽和臟腑三部分組成。「手足」表示經脈在上下肢分佈的不同;「陰陽」表示經脈的陰陽屬性及陰陽氣的多寡;「臟腑」表示

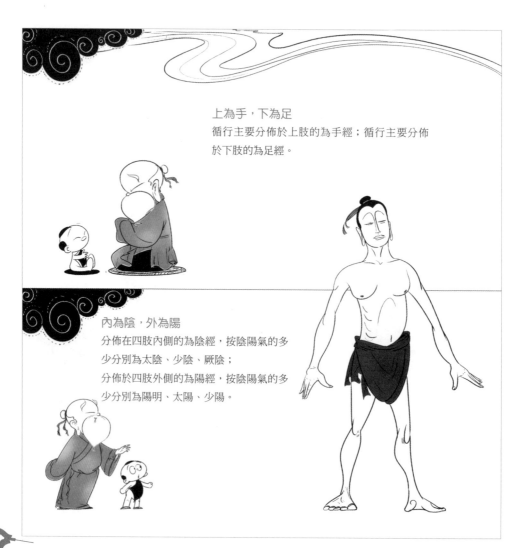

上為手,下為足
循行主要分佈於上肢的為手經;循行主要分佈於下肢的為足經。

內為陰,外為陽
分佈在四肢內側的為陰經,按陰陽氣的多少分別為太陰、少陰、厥陰;
分佈於四肢外側的為陽經,按陰陽氣的多少分別為陽明、太陽、少陽。

經脈的臟腑屬性。這樣的命名方法通過手足、陰陽、臟腑三者的結合標示出十二經脈的位置、陰陽屬性和所屬臟腑。

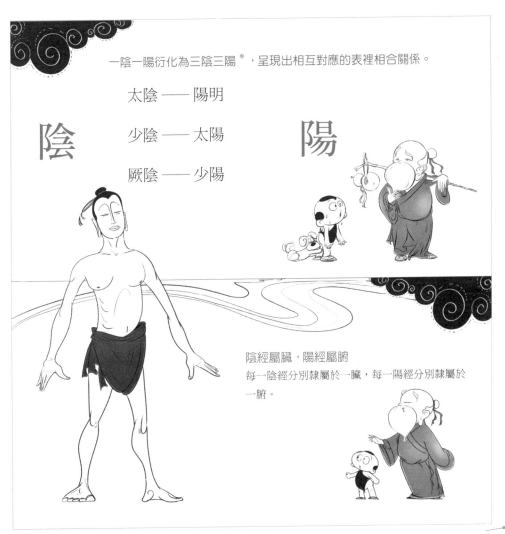

一陰一陽衍化為三陰三陽[*]，呈現出相互對應的表裡相合關係。

陰

太陰 —— 陽明

少陰 —— 太陽

厥陰 —— 少陽

陽

陰經屬臟，陽經屬腑
每一陰經分別隸屬於一臟，每一陽經分別隸屬於一腑。

*三陰三陽：十二經脈的命名將陰陽分為三陰三陽，來區分陰陽氣的盛衰，陰氣最大為太陰，其次為少陰，再次為厥陰；陽氣最盛為陽明，其次為太陽，再次為少陽。根據陰陽氣的多少，三陰三陽之間組成對應的表裡相合關係。三陰三陽命名方式不僅適用於十二經脈，也適用於經別、絡脈、經筋。

十二經脈 —— 分佈特點

　　十二經脈，在內部隸屬於臟腑，在外部分佈於四肢、頭和軀幹。外行部分：四肢的內側面為陰，外側面為陽，十二經脈在四肢的分佈是以大拇指向

四肢部

手三陰經：上肢內側，由前向後分別為手太陰、手厥陰、手少陰；

手三陽經：上肢外側，由前向後分別為手陽明、手少陽、手太陽。

足三陽經：下肢外側，由前向後分別為足陽明、足少陽、足太陽；

足三陰經：下肢內側，由前向後分別為足太陰、足厥陰、足少陰。

在小腿下半部及足部，足厥陰有例外的曲折、交叉情況，即排列於足太陰之前，

至內踝上 8 寸處再交叉到足太陰之後而循行於足太陰和足少陰之間。

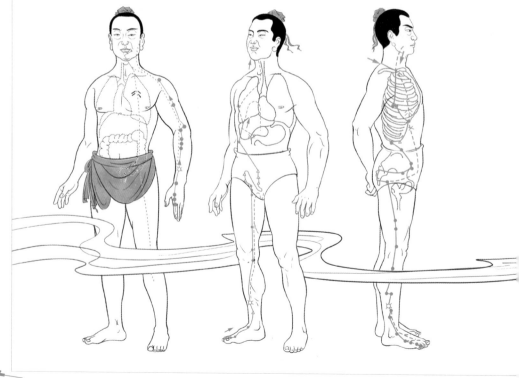

前，小拇指向後的體位進行描述的；在頭和軀幹部的分佈大致是手三陰聯繫胸；足三陰聯繫腹及胸；手足三陽聯繫頭。內行部分：臟腑中，臟為陰，腑為陽。陰脈屬於臟，陽脈屬於腑。

頭和軀幹部
手三陰聯繫胸。
足三陰聯繫腹及胸。
手足三陽聯繫頭。
陽經在頭和軀幹部的分佈較廣泛，大致是陽明行於身（頭）前，
少陽行於身（頭）側，太陽行於身（頭）後。

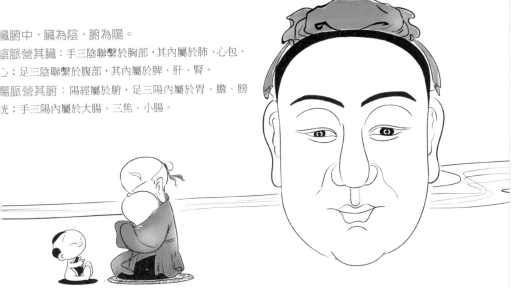

臟腑中，臟為陰，腑為陽。
陰脈營其臟：手三陰聯繫於胸部，其內屬於肺、心包、
心；足三陰聯繫於腹部，其內屬於脾、肝、腎。

陽脈營其腑：陽經屬於腑，足三陽內屬於胃、膽、膀
胱；手三陽內屬於大腸、三焦、小腸。

十二經脈 —— 表裡屬絡

　　「屬」指與臟腑直接相連，「絡」指跟與其有相互表裡關係的臟腑聯繫。臟與腑有相互表裡的關係，十二經脈屬於臟腑，也具有相應的表裡關係。陰經為裡，屬於臟，絡於腑；陽經為表，屬於腑，絡於臟。一臟配一腑，一陰配一陽，12 條經脈形成了 6 對表裡屬絡關係。

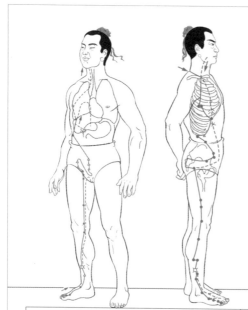

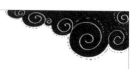

肝經屬於肝，表明其與肝直接相連，肝與膽是表裡相合的關係，肝經與膽經也是互為表裡的關係。肝經屬肝絡膽，膽經屬膽絡肝。

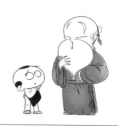

裡陰	表陽
手太陰肺經（屬肺，絡大腸）	手陽明大腸經（屬大腸，絡肺）
手厥陰心包經（屬心包，絡三焦）	手少陽三焦經（屬三焦，絡心包）
手少陰心經（屬心，絡小腸）	手太陽小腸經（屬小腸，絡心）
足太陰脾經（屬脾，絡胃）	足陽明胃經（屬胃，絡脾）
足厥陰肝經（屬肝，絡膽）	足少陽膽經（屬膽，絡肝）
足少陰腎經（屬腎，絡膀胱）	足太陽膀胱經（屬膀胱，絡腎）

十二經脈 —— 流注

十二經脈是運行氣血的主要通道，通過生生不息的氣血流動來濡養、灌注全身，這種運行就是流注。十二經脈的循行遵循著一定方向，手三陰經從胸走手，手三陽經從手走頭，足三陽經從頭走足，足三陰經從足走腹。十二經脈的流注有順也有逆，連貫起來構成了往復循環的氣血流注系統。

氣血在十二經脈內流動不息，從手太陰肺經開始，依次流經手陽明經、足陽明經至足厥陰肝經，再流至手太陰肺經。往復循環，構成了十二經脈整體循環系統，使氣血散佈於全身內外上下，構成了十二經脈的氣血流注。

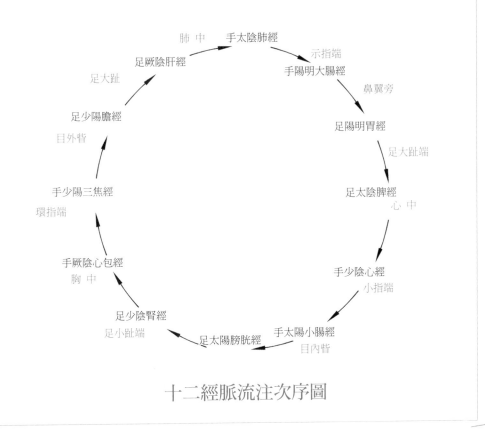

十二經脈流注次序圖

奇經八脈

奇經八脈，包括督脈、任脈、衝脈、帶脈、陰維脈、陽維脈、陰蹺脈、陽蹺脈。與十二正經相比，它們既不直屬臟腑，又無表裡配合關係，可以說是「別道奇行」，所以被稱為「奇經」。

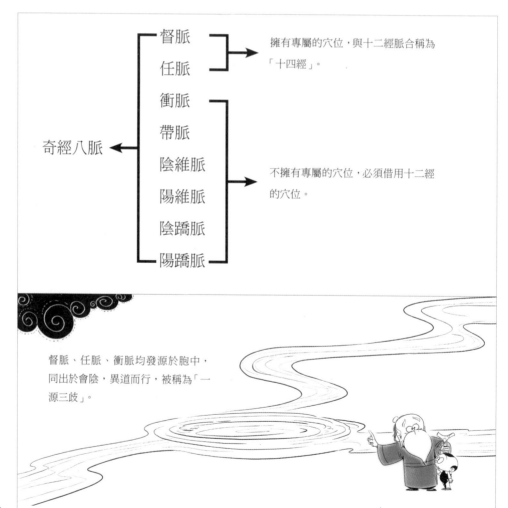

督脈
任脈
擁有專屬的穴位，與十二經脈合稱為「十四經」。

衝脈
帶脈
陰維脈
陽維脈
陰蹺脈
陽蹺脈

奇經八脈

不擁有專屬的穴位，必須借用十二經的穴位。

督脈、任脈、衝脈均發源於胞中，同出於會陰，異道而行，被稱為「一源三歧」。

奇經八脈 —— 作用

　　奇經八脈交錯循行於十二經脈之間，主要作用有二：一是溝通了十二經脈間的聯繫，對其他經絡起統率、聯絡的作用；二是對十二經脈的氣血有蓄積和滲灌的調節作用。

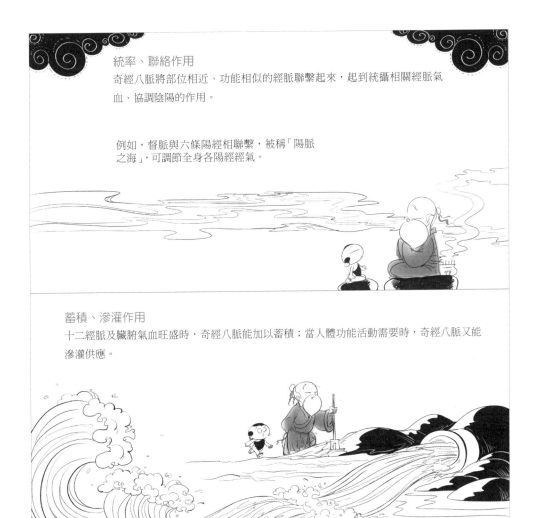

統率、聯絡作用
奇經八脈將部位相近、功能相似的經脈聯繫起來，起到統攝相關經脈氣血、協調陰陽的作用。

例如，督脈與六條陽經相聯繫，被稱「陽脈之海」，可調節全身各陽經經氣。

蓄積、滲灌作用
十二經脈及臟腑氣血旺盛時，奇經八脈能加以蓄積；當人體功能活動需要時，奇經八脈又能滲灌供應。

十二經別

十二經別，是從十二經脈另行分出，深入到胸、腹及頭部，以加強表裡相合關係的內行支脈，又稱「別行之正經」。手足三陰三陽經別按陰陽表裡關係組成六對，稱為「六合」。

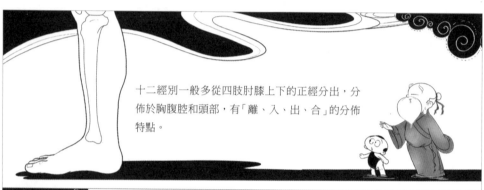

十二經別一般多從四肢肘膝上下的正經分出，分佈於胸腹腔和頭部，有「離、入、出、合」的分佈特點。

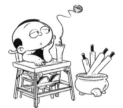

離：從十二經脈分出。

入：進入胸腹腔。

出：在頭頸部出來。

合：出於頭頸部後，陽經經別合於原經脈，陰經經別合於有表裡關係的陽經經別。例如，手陽明經別、手太陰經別都合於手陽明經脈。

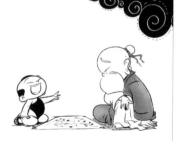

通過離、入、出、合的分佈，十二經別溝通了表裡兩經，加強了經脈與臟腑的聯繫，突出了心和頭的重要性，擴大了經脈的循行聯繫和經穴的主治範圍。

十五絡脈

十二經脈在四肢部各分出一絡,再加軀幹前的任脈絡、軀幹後的督脈絡及軀幹側的脾之大絡,共十五條,稱為「十五絡脈」。

十二絡脈在四肢部從相應絡穴分出後均走向相應表裡經,有溝通表裡兩經和補充經脈循行不足的作用。

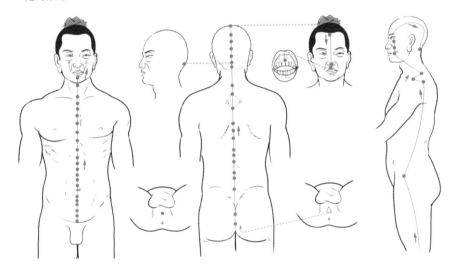

軀幹部三絡則分別分佈於身前、身後和身側,起滲灌氣血的作用。

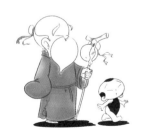

絡脈按其形狀、大小、深淺等的不同,分為:
浮絡:浮行於淺表部位的絡脈。
孫絡:絡脈中最細小的分支。
血絡:指細小的血管。

十五絡脈 —— 絡脈與經別的異同

　　絡脈與經別都是經脈的分支，均有加強表裡兩經的作用，但是其構成和功能都有所區別。絡脈主外，有所屬穴位和所主病症，而經別則沒有。

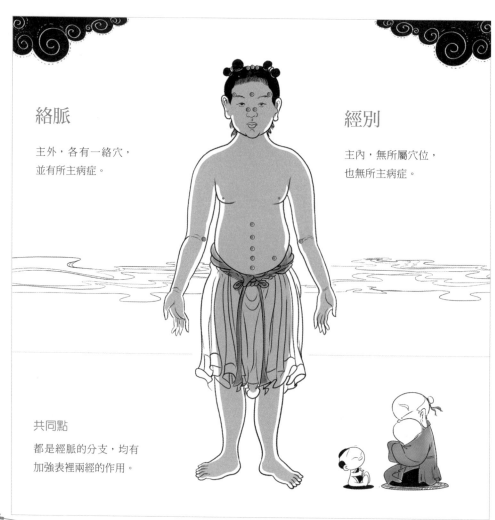

絡脈

主外，各有一絡穴，並有所主病症。

經別

主內，無所屬穴位，也無所主病症。

共同點

都是經脈的分支，均有加強表裡兩經的作用。

十二經筋

　　十二經筋，指與十二經脈相應的筋肉部分，分佈範圍與十二經脈大體一致。全身筋肉按經絡分佈不同分成手足三陰三陽。經筋的作用在於約束骨骼，活動關節，保持人體正常的運動功能，維持人體正常的體位姿勢。

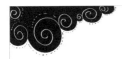

 指能產生力量的肌肉

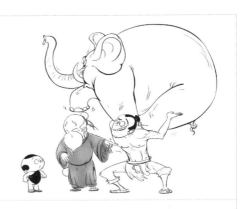

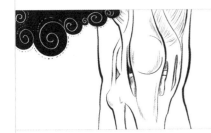

是筋的根本，是筋附著於骨骼的部分。

腱

特點

經筋各發起於四肢的末端，在骨骼和關節部結合聚集。

有的經筋進入胸腹腔，但不像經脈那樣有直接絡屬的臟腑。

手足三陽之筋達到頭目，手三陰之筋到胸膈，足三陰之筋到陰部。

經筋可約束骨骼，活動關節，保持人體正常的運動功能和體位姿勢。

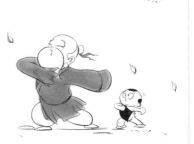

十二皮部

　　十二皮部,指與十二經脈相應的皮膚部分,屬十二經脈及其絡脈的散佈部位。十二皮部是十二經脈功能活動在體表的反映部位,也是絡脈之氣的散佈之地。皮部具有抗禦外邪、保衛機體和反映病候、協助診斷的作用。十二經脈分三陰三陽,十二皮部也以此分為三陰三陽。

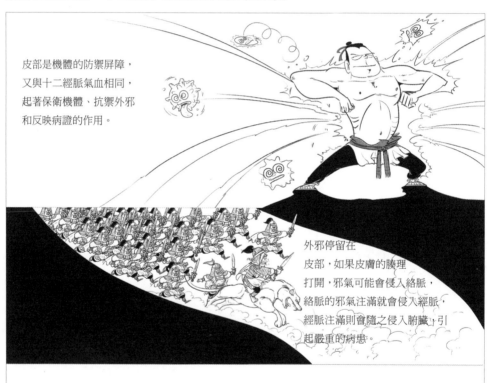

皮部是機體的防禦屏障,
又與十二經脈氣血相同,
起著保衛機體、抗禦外邪
和反映病證的作用。

外邪停留在
皮部,如果皮膚的腠理
打開,邪氣可能會侵入絡脈,
絡脈的邪氣注滿就會侵入經脈,
經脈注滿則會隨之侵入腑臟,引
起嚴重的病患。

臟腑、經絡的病變也可反應到皮部。
診察皮部有助於診斷病情;從皮部施治也可以治療內部的疾病。皮膚針、刺絡、敷貼都是從皮部入手的治療手段。

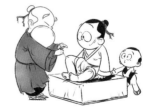

經絡的作用

《靈樞‧經脈》中說，經絡是否通達，關係到人的生死、疾病的治療和身體的調養，這說明了經絡系統在生理、病理和防治疾病方面的重要意義。

概括來說，經絡的作用可以分為以下四個方面。

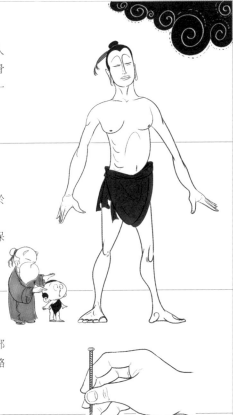

溝通內外，網絡全身
經絡系統交錯相通，如同一張疏密有致的網，將人體的五臟六腑、四肢百骸、五官九竅、皮肉筋骨聯絡溝通起來，相互配合地進行整體活動，形成一個有機的整體。

運行氣血，協調陰陽
氣血是人體生命活動的基礎，氣血的輸佈有賴於經絡的運行。
經絡的溝通聯繫，使人體氣血盛衰和功能能夠保持相對平衡，達到「陰平陽秘」的理想狀態。

抗禦病邪，反映證候
孫絡和衛氣是抵抗病邪的第一道關卡，如果病邪非常強盛，突破了這道防線繼續深入，則可從孫絡至絡脈、經脈、腑、臟，出現相應的證候反應。

傳導感應，調整虛實
針刺通過刺激經絡，借助其傳導感應的作用來調整人體的虛實。

經脈理論

　　根結、標本 *、氣街、四海是關於經絡縱橫關係的重要理論，它以十二經脈為主體，以奇經八脈為錯綜聯繫，在此基礎上，從各經的縱向或橫向方面來探討經絡的相關規律，用於幫助辨證和用穴。

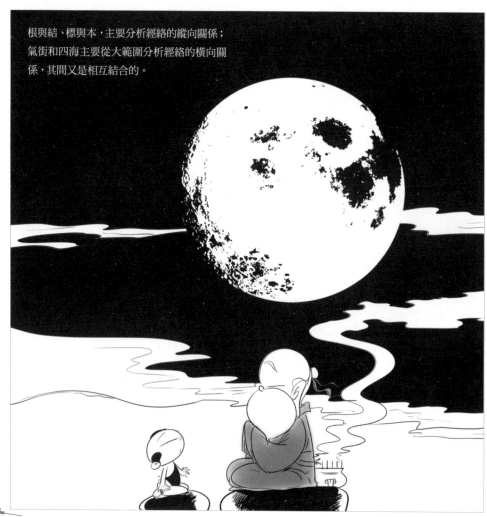

根與結、標與本，主要分析經絡的縱向關係；氣街和四海主要從大範圍分析經絡的橫向關係，其間又是相互結合的。

＊標本：見下文「經絡理論之標本理論」。

根結理論

　　「根」和「結」是指十二經脈之氣起始和歸結的部位。經脈之根，起始於四肢末端，循行向上而歸結於頭面、軀幹。經脈理論說明了經氣活動的上下聯繫，強調以四肢末端為出發點，著重於經絡之氣循行的根源與歸結。

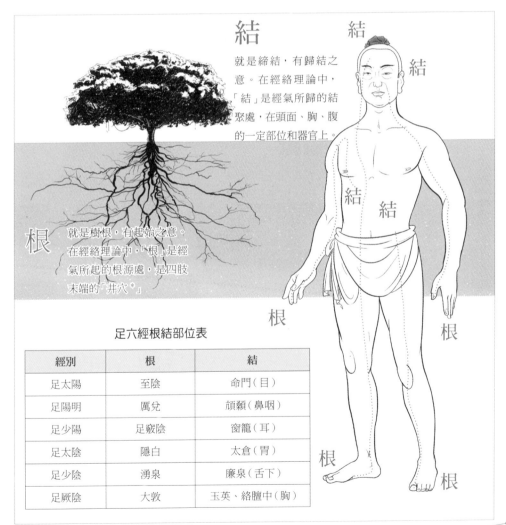

結 就是締結，有歸結之意。在經絡理論中，「結」是經氣所歸的結聚處，在頭面、胸、腹的一定部位和器官上。

根 就是樹根，有起始之意。在經絡理論中，「根」是經氣所起的根源處，是四肢末端的『井穴*』

足六經根結部位表

經別	根	結
足太陽	至陰	命門（目）
足陽明	厲兌	頏顙（鼻咽）
足少陽	足竅陰	窗籠（耳）
足太陰	隱白	太倉（胃）
足少陰	湧泉	廉泉（舌下）
足厥陰	大敦	玉英、絡膻中（胸）

*井穴：五輸穴的一種，穴位均位於手指或足趾的末端處。具體介紹見下文。

標本理論

經絡的「標」和「本」*，指的是十二經脈之氣集中和彌散的部位，經氣集中於四肢部位為「本」，擴散於頭面和軀幹的一定部位為「標」。十二經脈的本在四肢的下部，標在頭面、胸腹的上部。經絡理論設立標本的概念，意在說明經脈上下的相互關聯和本末關係。

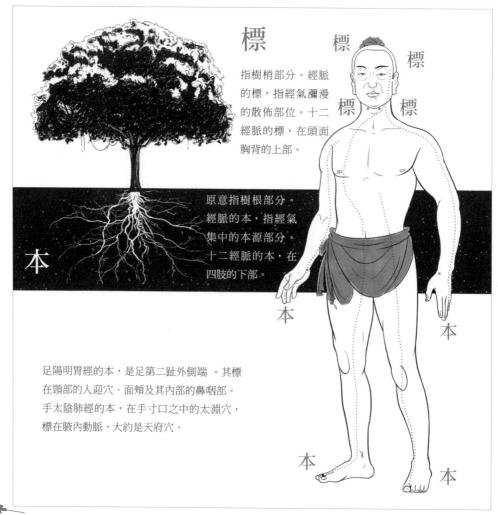

標

指樹梢部分。經脈的標，指經氣瀰漫的散佈部位。十二經脈的標，在頭面胸背的上部。

原意指樹根部分。經脈的本，指經氣集中的本源部分。十二經脈的本，在四肢的下部。

本

足陽明胃經的本，是足第二趾外側端 。其標在頸部的人迎穴、面頰及其內部的鼻咽部。手太陰肺經的本，在手寸口之中的太淵穴，標在腋內動脈，大約是天府穴。

＊ 標和本：是一對具有相對性的名詞。中醫學中「標、本」的概念，在不同的情況下有不同的含義。例如，在研究人體致病因素時，身體正氣被稱為本，病邪被稱為標。從疾病本身來說病因為本，病症為標，所以有「標本兼治」的說法。

氣街理論

　　氣街指經氣聚集通行的共同通道，人體自上而下分為頭、胸、腹、脛等四氣街。四氣街各自將所屬臟腑、器官、經穴緊密聯繫為一體，使各部形成相對獨立的功能系統。氣街理論反映了經絡在人體頭、胸、腹、脛循行分佈的交錯相通關係，說明的是經絡的橫向聯繫。

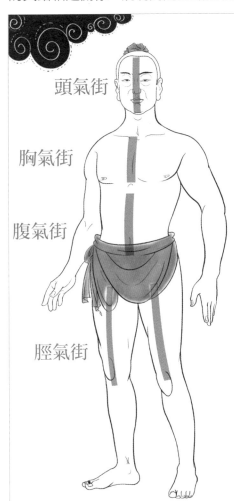

頭氣街

胸氣街

腹氣街

脛氣街

街

四面通達的道路。氣街就是經氣聚集通行的共同道路。

頭氣街
分佈於頭與腦府之間，指頭面部與腦之間的內外通路，以腦為中心。

胸氣街
分佈於胸膺部臟腑與背部腧穴之間，指的是膈以上各臟與背部之間的內外通路，以心、肺為中心。

腹氣街
分佈於腹部臟腑於背腰部腧穴，臍旁衝脈之間，指的是膈以下各臟腑與背部之間的內外通路，以肝、脾、腎及六腑為中心。

脛氣街
分佈於氣衝、承山穴及踝部上下之間，指下肢部氣衝穴以下的一些通路。

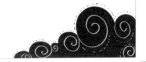

四海理論

　　四海，指人體氣、血、營、衛產生、分化和匯聚的四個重要部位。它強調了水穀、氣、血、腦髓在人體的重要作用，指出了四海是全身精神、氣血的化生和匯聚之處，是十二經脈的依歸，是對頭、胸和上下腹臟器功能的最大概括。

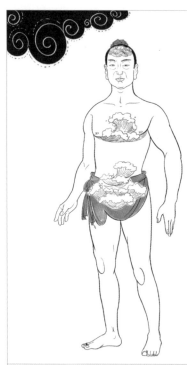

腦——髓海，與頭氣街相通

膻中——氣海

胃口——水穀之海

衝脈——血海

按經絡理論，人體十二經脈主運行氣血，就像大地上的河流，比擬為十二經脈，水歸於大海，十二經脈氣血也歸於人體的「四海」。比擬為「十二經水」。

四　海	部　位	所聯繫之穴位
腦為髓海	頭	百會、風府
胸為氣海	胸	大椎、人迎
胃為水穀之海	上腹	氣衝、足三里
衝脈為血海	下腹	大杼、上巨虛、下巨虛

帶你了解腧穴

腧穴是臟腑經絡氣血輸注於軀體外部的特殊部位，也是疾病的反應點和針灸等治法的刺激點。腧穴與經絡關係密切。經絡腧穴學是在經絡學說指導下論述腧穴的具體內容和應用。

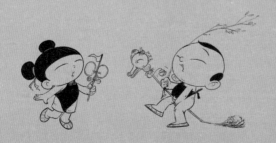

甚麼是腧穴

　　腧穴 *，又稱孔穴，是指人體臟腑經絡之氣轉輸或輸注於體表的特殊部位，也是疾病的反應點和針灸等治法的刺激點。換句話來說，腧穴是一些分佈在體表的分肉腠理和骨節交會處的特定孔隙，起著輸注臟腑經絡氣血，溝通體表與體內臟腑聯繫的作用。

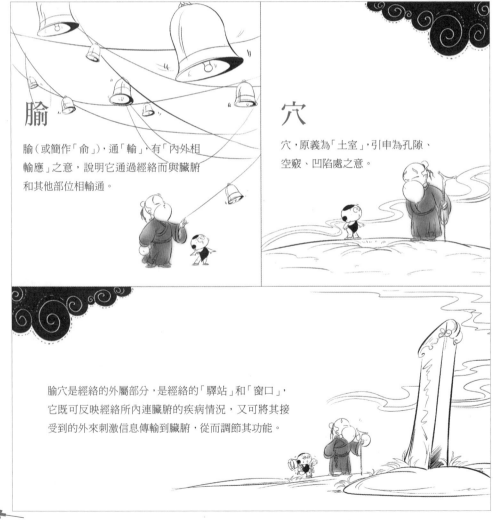

腧

腧（或簡作「俞」），通「輸」，有「內外相輸應」之意，說明它通過經絡而與臟腑和其他部位相輸通。

穴

穴，原義為「土室」，引申為孔隙、空竅、凹陷處之意。

腧穴是經絡的外屬部分，是經絡的「驛站」和「窗口」，它既可反映經絡所內連臟腑的疾病情況，又可將其接受到的外來刺激信息傳輸到臟腑，從而調節其功能。

---

* 腧穴：腧穴在不同的論著中名稱不同，如在《黃帝內經》中被稱為「節」「會」「氣穴」「氣府」「骨空」，在《針灸甲乙經》中被稱為「孔穴」，《神灸經綸》中被稱為「穴位」，《太平聖惠方》中被稱為「穴道」，在《銅人腧穴針灸圖經》中被稱為「腧穴」。

腧穴的分類

　　人體的腧穴很多，大致可分為十四經穴、奇穴、阿是穴三類。十四經穴是位於十二經脈和任督二脈的腧穴，簡稱「經穴」；奇穴是指未能歸屬於十四經脈的經驗效穴，又稱「經外奇穴」；阿是穴既不是經穴也不是奇穴，只是按壓痛點取穴，又稱壓痛點、天應穴、不定穴等。

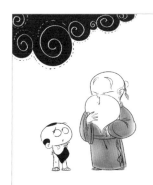

十四經穴，可反映本經經脈及其所屬臟腑的病證，也可反映本經經脈聯繫的其他經脈、臟腑病證，同時又是針灸施治的部位。

奇穴有確定的穴名和明確的位置，對某些病證具有特殊的治療作用。
奇穴的分佈比較鬆散，如中泉、中魁在十四經循行路線外，印堂、肘尖穴在四經循行路線內；四縫、四花則是穴位組合的奇穴。

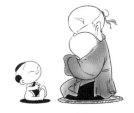

是這裡嗎？

啊…是！

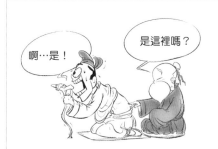

阿是穴無具體名稱，也無固定位置，以壓痛點或其他反應點作為針灸部位。阿是穴多在病變的附近。

腧穴的命名

腧穴的命名都有一定的含義。多數腧穴的名稱是歷代醫家以其所處部位和作用為基礎，結合自然現象和醫學理論，採用類比的方法而設定的。

腧穴的命名多採用取類比像的方法

腧穴所在解剖部位命名	人體生理功能命名	治療作用命名	借助天體地貌命名
腕骨、大椎、肝俞、肺俞	承泣、氣海、神堂、志室	光明、迎香、交信、筋縮	璇璣、大陵、商丘、四瀆

以動、植物名稱命名	以建築命名	以生活用具命名	人體部位和經脈、陰陽命名
魚際、鶴頂、犢鼻、攢竹	天井、玉堂、曲垣、府舍	大杼、頰車、陽輔、懸鐘	陽陵泉、陰陵泉、三陰交、三陽絡

腧穴的作用

　　腧穴是人體臟腑經絡氣血輸注出入的特殊部位，它的作用與臟腑、經絡關係密切。根據腧穴處所出現的壓痛、酸楚、麻木、結節等病痛反應，可有助於診斷病情；再對腧穴進行刺激，可以預防、治療疾病。

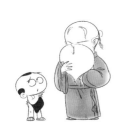

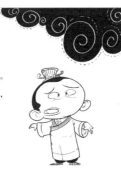

鄰近作用
腧穴都能治療所在部位和鄰近部位的病證。
如耳區的聽宮、聽會、翳風穴、耳門諸穴，
均能治療耳病。

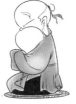

遠道作用
是經穴，尤其是十二經脈在肘膝關節以下腧穴的治療特點，它
們不僅能治療局部病症，還能治療本經循行的遠隔部位的病症。
如足三里能治療下肢病症，也能治胃腸以及更高部位的病症。

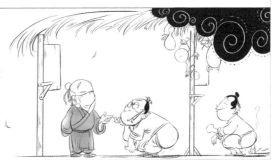

整體作用
一般的經穴都具有針灸某些腧穴可起到整
體調治的作用。
如腹瀉時針灸天樞穴可止瀉，便秘時針天
樞穴可以通便。

特定穴

特定穴，指十四經中具有特殊性能和治療作用，並有特定稱號歸類的腧穴。根據其不同分佈特點、含義和治療作用，分成「五輸穴、原穴、絡穴、下合穴、募穴、八會穴、八脈交會穴、交會穴」等。這些穴位數目較多，在臨床應用上意義重大。

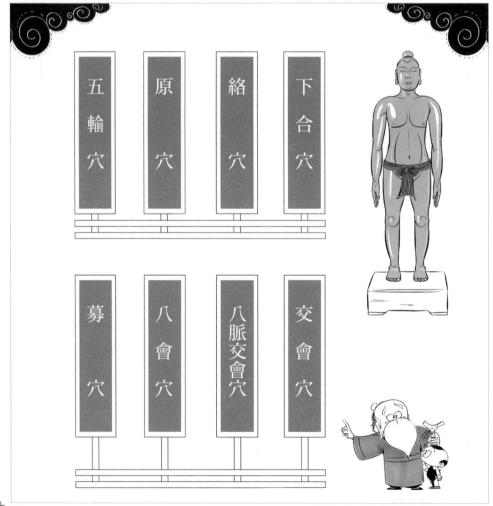

五輸穴 —— 命名

十二經脈在肘膝關節以下，按經氣出入由小到大、由淺及深排列的五個穴位，分別稱為井穴、滎穴、輸穴、經穴、合穴，合稱「五輸穴」。古人把經氣比喻為滔滔不絕的河水，用水流的大小、深淺變化來形象地體現井、滎、輸、經、合等五個腧穴的特質。

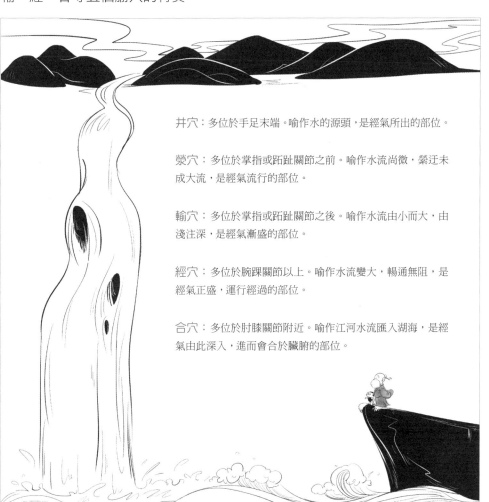

井穴：多位於手足末端。喻作水的源頭，是經氣所出的部位。

滎穴：多位於掌指或跖趾關節之前。喻作水流尚微，縈迂未成大流，是經氣流行的部位。

輸穴：多位於掌指或跖趾關節之後。喻作水流由小而大，由淺注深，是經氣漸盛的部位。

經穴：多位於腕踝關節以上。喻作水流變大，暢通無阻，是經氣正盛，運行經過的部位。

合穴：多位於肘膝關節附近。喻作江河水流匯入湖海，是經氣由此深入，進而會合於臟腑的部位。

五輸穴 —— 分佈

　　《靈樞·本輸》中詳細記載十一條經脈的井、滎、輸、經、合等各穴的名稱和具體位置,《針灸甲乙經》又補充了手少陰心經的五輸穴名稱及位置。

手太陰肺經	手厥陰心包經	手少陰心經	手陽明大腸經	手少陽三焦經	足太陰脾
合 尺澤	合 曲澤	合 少海	合 曲池	合 天井	合 陰陵泉
經 經渠	經 間使	經 靈道	經 陽溪	經 支溝	經 商丘
輸 太淵	輸 大陵	輸 神門	輸 三間	輸 中渚	輸 太白
滎 魚際	滎 勞宮	滎 少府	滎 二間	滎 液門	滎 大都
井 少商	井 中衝	井 少衝	井 商陽	井 關衝	井 隱白

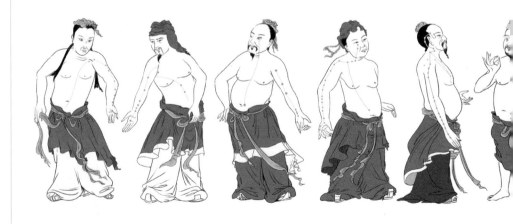

陰肝經	足少陰腎經	手太陽小腸經	足太陽膀胱經	足陽明胃經	足少陽膽經
曲泉	合 陰谷	合 小海	合 委中	合 足三里	合 陽陵泉
封	經 復溜	經 陽谷	經 崑崙	經 解溪	經 陽輔
太衝	輸 太溪	輸 後溪	輸 束骨	輸 陷谷	輸 足臨泣
行間	榮 然谷	榮 前谷	榮 通谷	榮 內庭	榮 俠溪
大敦	井 湧泉	井 少澤	井 至陰	井 厲兌	井 竅陰

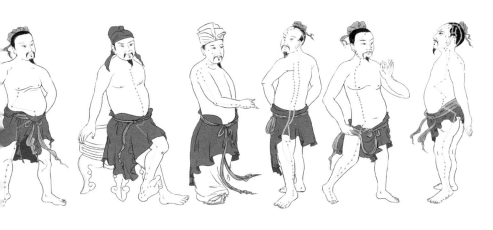

五輸穴 ── 作用

　　五輸穴是常用要穴，應用廣泛，一直被歷代醫家所重視。通常，醫家利用井穴治療神志昏迷，利用滎穴治療熱病，利用輸穴治療關節痛，利用經穴治療咳嗽，利用合穴治療六腑病症。

井	井穴 理氣解鬱，主治肝之疾病，如神志昏迷。 肝失疏泄導致肝氣橫逆，會出現胸脅脹滿、急躁易怒。	
滎	滎穴 泄熱涼血，主治心之疾病，如心火亢盛的熱病。 心火亢盛會引起心煩、心悸、失眠、狂躁不寧等症候。	
輸	輸穴 健脾化濕，主治脾之疾病，如體重節痛。 脾失健運導致水濕阻滯，會出現脘腹脹滿、肢體水腫等症候。	
經	經穴 宣肺降氣，主治肺之疾病，如咳喘。 肺失宣降會出現咽乾、鼻塞不通、氣喘等症候。	
合	合穴 主逆氣而泄。補腎育陰，主治腎之疾病。 腎不納氣會導致氣機上逆，出現遺精、遺尿、大小便失調等症候。	

原穴 —— 命名與作用

十二經脈在腕、踝關節附近各有一個腧穴，這些穴位是臟腑原氣經過和留止的部位，稱為原穴，因人體共有 12 個原穴，合稱「十二原」。原穴通常位於腕、踝關節附近。

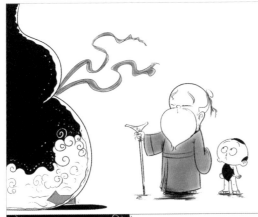

原

有本原之意。原氣又稱元氣、真氣，是人體生命活動的原動力。原氣越充沛，人的生理功能就越旺盛。

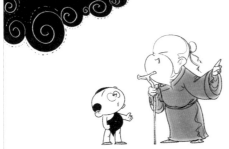

原氣來自於兩腎門之命門，經三焦運行於臟腑，是十二經的根本。

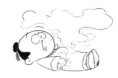

原穴是臟腑原氣的留止之處，因此臟腑發生病變時，就會相應地反映到原穴上來。

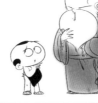

原穴 —— 分佈

陰經五臟的原穴，與五輸穴中的輸穴重合，陽經的原穴與輸穴分立。

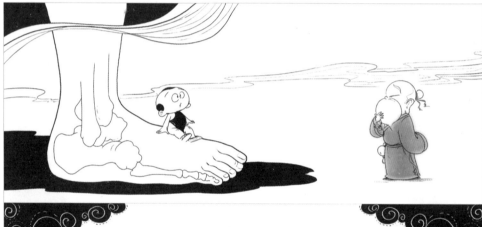

經脈	原穴與輸穴合	經脈	原穴與輸穴分立
手太陰肺經	太淵	手陽明大腸經	合谷
手少陰心經	神門	手太陽小腸經	腕骨
手厥陰心包經	大陵	手少陽三焦經	陽池
足太陰脾經	太白	足陽明胃經	衝陽
足少陰腎經	太溪	足太陽膀胱經	京骨
足厥陰肝經	太衝	足少陽膽經	丘墟

絡穴 —— 命名與作用

　　絡脈由經脈分出的地方各有一穴，稱為絡穴。十二經在膝以下各有一處絡穴，加上軀幹前的任脈絡穴，軀幹後的督脈絡穴和軀幹側的脾之大絡，合稱「十五絡穴」。絡穴能治本經和與之相表裡經脈的病症。

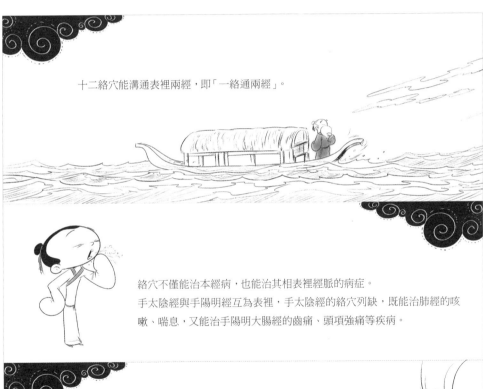

十二絡穴能溝通表裡兩經，即「一絡通兩經」。

絡穴不僅能治本經病，也能治其相表裡經脈的病症。
手太陰經與手陽明經互為表裡，手太陰經的絡穴列缺，既能治肺經的咳嗽、喘息，又能治手陽明大腸經的齒痛、頭項強痛等疾病。

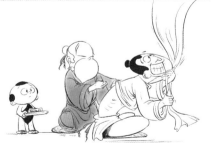

「病初在經，久病在絡」
血、氣、痰、濕等邪氣積聚，通常由經脈入絡脈，因此凡由內傷引起的慢性疾病，都可取相關絡穴來治療。

絡穴 —— 分佈

十五絡穴分佈於十二經膝以下和軀幹前部的任脈、軀幹後部的督脈及軀幹側的脾之大絡。

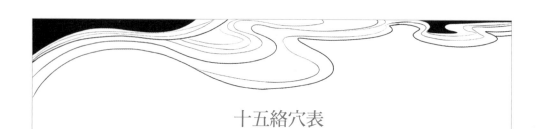

十五絡穴表

經脈	經脈—絡穴	經脈—穴位	經脈—穴位
手三陰經	肺　經—列缺	心　經—通里	心包經—內關
手三陽經	大腸經—偏歷	小腸經—支正	三焦經—外關
足三陰經	脾　經—公孫	腎　經—大鐘	肝　經—蠡溝
足三陽經	胃　經—豐隆	膀胱經—飛揚	膽　經—光明
任、督、脾之大絡	任　脈—鳩尾	督　脈—長強	脾之大絡—大包

郄穴 —— 命名與作用

郄穴是各條經脈在四肢部經氣深聚的部位。郄穴通常位於四肢，除胃經的梁丘穴在膝上以外，其餘的都在肘膝關節以下。十二經脈、陰陽蹻脈和陰陽維脈各有一郄穴，共 16 個郄穴，合稱十六郄穴。郄穴常用來治療本經循行部位及所屬臟腑的急性病症。

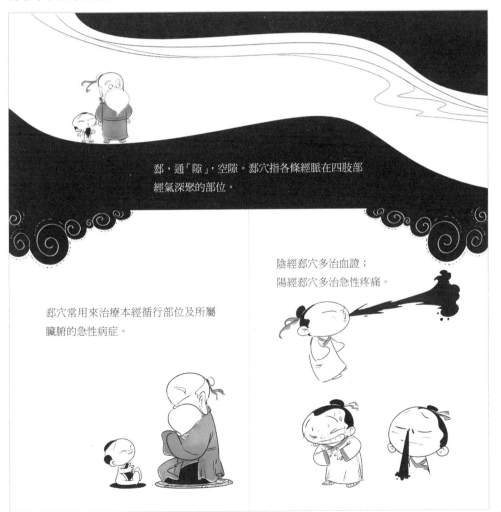

郄，通「隙」，空隙。郄穴指各條經脈在四肢部經氣深聚的部位。

陰經郄穴多治血證；
陽經郄穴多治急性疼痛。

郄穴常用來治療本經循行部位及所屬臟腑的急性病症。

帶你了解腧穴

71

郄穴 —— 分佈

十二經脈、陰蹻脈、陽蹻脈、陰維脈、陽維脈各有一處郄穴，共 16 處。郄穴多位於四肢，其中胃經的梁丘穴在膝關節以上，其餘各郄穴都在肘膝關節以下。

經脈	郄穴	經脈	郄穴
手太陰肺經	孔最	足太陰脾經	地機
手少陰心經	陰郄	足少陰腎經	水泉
手厥陰心包經	郄門	足厥陰肝經	中都
手陽明大腸經	溫溜	足陽明胃經	梁丘
手太陽小腸經	養老	足太陽膀胱經	金門
手少陽三焦經	會宗	足少陽膽經	外丘
陰蹻脈	交信	陰維脈	築賓
陽蹻脈	跗陽	陽維脈	陽交

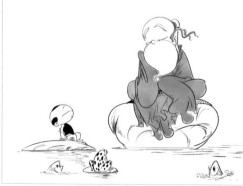

背俞穴

　　背俞穴是臟腑之氣輸注於背腰部的腧穴。它們位於背腰部足太陽膀胱經的第一側線上，大體依臟腑位置來排列，共有 12 處。背俞穴不但可以治療與其相應的臟腑病症，也可以治療與五臟相關的五官、九竅、皮肉、筋骨之病。

背俞穴共有 12 處：
肺俞、厥陰俞、心俞、肝俞、膽俞、脾俞、胃俞、三焦俞、腎俞、大腸俞、小腸俞、膀胱俞。

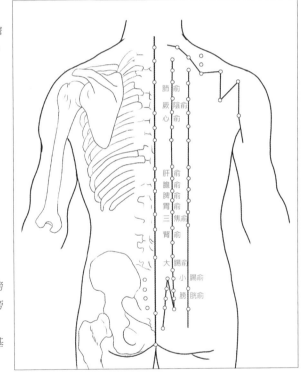

背俞穴全部分佈於背部足太陽膀胱經第一側線上，也就是督脈旁開 1.5 寸處。
背俞穴與相應臟腑位置的高低基本一致。

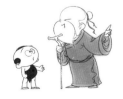

背俞穴可治療與之相應的臟腑之病及與五臟相關的五官、九竅、皮肉、筋骨之病。

募穴

募穴位於胸腹部，是臟腑經氣結聚於胸腹部的穴位。五臟六腑各有一募穴，部位都在接近其臟腑的位置，有的在正中任脈，有的在兩旁的經脈。臟腑之氣與募穴相互貫通，臟腑發生病變時，常在其相應的俞募穴出現疼痛或過敏等病理反應。

兩側募穴			正中募穴	
肺		中府	心包	膻中
肝		期門	心	巨闕
膽		日月	胃	中脘
脾		章門	三焦	石門
腎		京門	小腸	關元
大腸		天樞	膀胱	中極

特定穴

八會穴

　　會，匯聚，八會穴指臟、腑、氣、血、筋、脈、骨、髓之精氣所匯聚的八個腧穴。八會穴是醫家就原有的一些重要腧穴，按其特殊治療作用進行的歸納，從而定出的名稱。凡與八個部位相關的病症都可以選擇相應的八會穴進行治療。

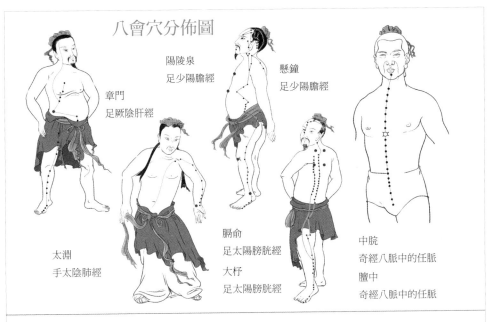

八會穴分佈圖

陽陵泉
足少陽膽經

懸鐘
足少陽膽經

章門
足厥陰肝經

膈俞
足太陽膀胱經

大杼
足太陽膀胱經

太淵
手太陰肺經

中脘
奇經八脈中的任脈

膻中
奇經八脈中的任脈

臟會	章門	五臟皆秉氣於脾，章門原為脾經募穴，所以為臟會
腑會	中脘	六腑皆稟於胃，中脘原為胃經募穴，所以為腑會
氣會	膻中	膻中是心包經募穴，是宗氣聚集的地方，所以為氣會
血會	膈俞	心主血，肝藏血，膈俞位於心、肝俞穴之間，因而為血會
骨會	大杼	大杼穴靠近於椎骨（柱骨之根），因而為骨會
筋會	陽陵泉	膝為筋之府，而陽陵泉位於膝下，因而為筋會
脈會	太淵	太淵居於寸口，是脈之大會處，因而為脈會
髓會	懸鐘	膽主骨所生病，骨生髓，絕對屬於膽經，因而為髓會

八脈交會＊穴

八脈交會穴是奇經八脈與十二經脈經氣相通的八個特定穴，這八個腧穴均分佈在肘膝以下，原屬於五輸穴和絡穴，通過十二經脈與奇經八脈相交。因八脈交會穴聯繫奇經與正經的經氣，所以既能治奇經病，又可治正經病。

公孫	內關	外關	足臨泣
從足太陰脾經入腹，與衝脈相通	從手厥陰心包經，在胸中與陰維脈相通	從手少陽三焦經上肩，與陽維脈相通	從足少陽膽經越過季脅＊，與帶脈相通
申脈	後溪	照海	列缺
從足太陽膀胱經與陽蹻脈相通	從手太陽小腸經交肩會於大椎，與督脈相通	從足少陰腎經，沿腹股溝入腹達胸，與陰蹻脈相通	從手太陰肺經沿喉部，與任脈相通

76

＊交會：在這裡應當理解為通過各穴本身所屬經脈而通向奇經八脈。它與十四經交會穴的相互會合的含義是不同的。
＊季脅：脅下指從腋下到肋骨盡處的部分。季脅，指第十一肋端。

下合穴

下合穴，即六腑下合穴，是六腑之氣下合於足三陽經的六個腧穴。

下合穴均分佈於下肢的陽經上。

下合穴是治療六腑病症的主要穴位。

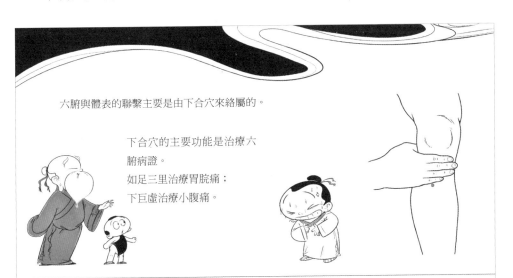

六腑與體表的聯繫主要是由下合穴來絡屬的。

下合穴的主要功能是治療六腑病證。

如足三里治療胃脘痛；下巨虛治療小腹痛。

六腑	下合穴		六腑	下合穴	
胃	足陽明	足三里	三焦	手少陽	委陽
大腸	手陽明	上巨虛	膀胱	足太陽	委中
小腸	手太陽	下巨虛	膽	足少陽	陽陵泉

交會穴

交會穴是指兩經或數經相交會合的腧穴。交會穴多分佈於頭面、軀幹部。

經脈之間的交叉會合，可使脈氣互通，因而交會穴不但能治本經病，還能兼治所交經脈的病症。

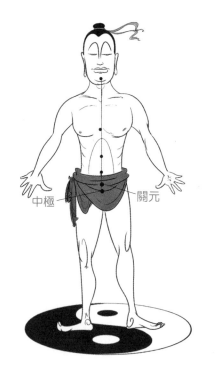
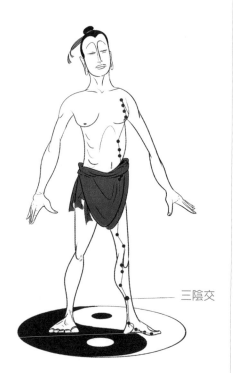

關元、中極是任脈經穴，又與足三陰經相交會，既可治療任脈病症，又可治療足三陰經的病症。

中極　　關元

三陰交

三陰交是足太陰脾經腧穴，與足少陰腎經和足厥陰肝經相交會，既能治脾經病，也能治療肝、腎兩經的病證。

腧穴定位法，又稱取穴法，是確定腧穴位置的基本方法。

腧穴定位法分為三種：體表標誌、骨度分寸和手指比量。

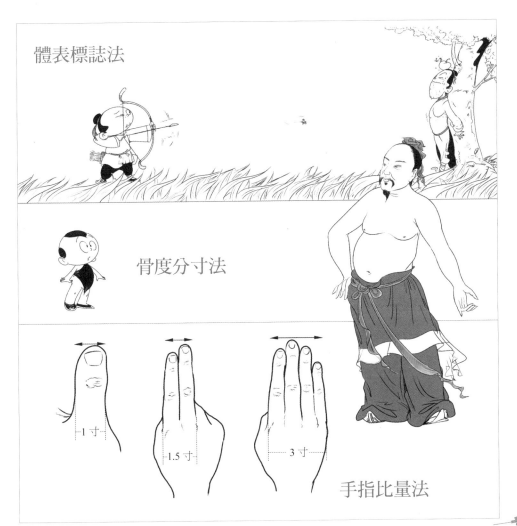

體表標誌法

骨度分寸法

1寸

1.5寸

3寸

手指比量法

體表標誌

　　體表標誌，指分佈於全身體表的骨性標誌和肌性標誌，分為固定標誌和活動標誌。固定標誌定位指利用五官、毛髮、爪甲、乳頭、臍窩和骨節凹凸及肌肉隆起等固定標誌來取穴。活動標誌定位，指利用關節、肌肉、皮膚隨活動而出現的孔隙、凹陷、皺紋等活動標誌來取穴的方法。

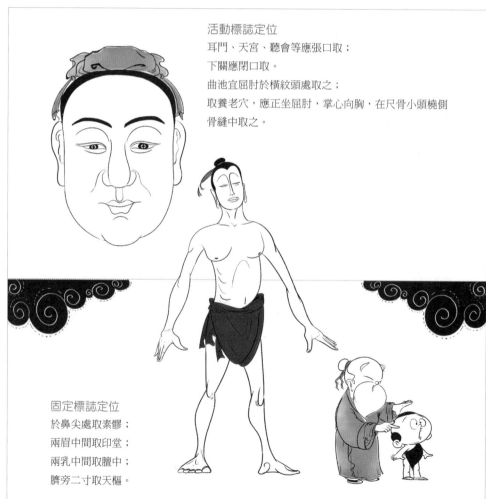

活動標誌定位

耳門、天宮、聽會等應張口取；

下關應閉口取。

曲池宜屈肘於橫紋頭處取之；

取養老穴，應正坐屈肘，掌心向胸，在尺骨小頭橈側骨縫中取之。

固定標誌定位

於鼻尖處取素髎；

兩眉中間取印堂；

兩乳中間取膻中；

臍旁二寸取天樞。

骨度分寸法

　　骨度分寸法，古稱「骨度法」，就是以骨節為主要標誌測量周身各部的大小、長短，並依其尺寸按比例折算作為定穴的標準。分部折寸以患者本人的身材為依據，不論性別年齡、胖瘦高矮，一律以此標準折量作為取穴的依據。

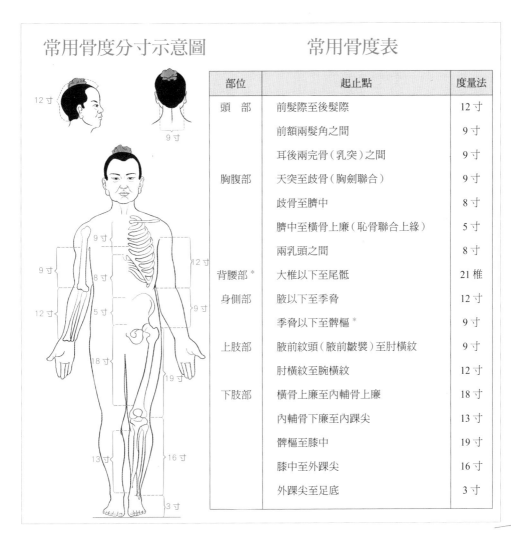

常用骨度分寸示意圖　　　常用骨度表

部位	起止點	度量法
頭　部	前髮際至後髮際	12寸
	前額兩髮角之間	9寸
	耳後兩完骨（乳突）之間	9寸
胸腹部	天突至歧骨（胸劍聯合）	9寸
	歧骨至臍中	8寸
	臍中至橫骨上廉（恥骨聯合上緣）	5寸
	兩乳頭之間	8寸
背腰部*	大椎以下至尾骶	21椎
身側部	腋以下至季脅	12寸
	季脅以下至髀樞*	9寸
上肢部	腋前紋頭（腋前皺襞）至肘橫紋	9寸
	肘橫紋至腕橫紋	12寸
下肢部	橫骨上廉至內輔骨上廉	18寸
	內輔骨下廉至內踝尖	13寸
	髀樞至膝中	19寸
	膝中至外踝尖	16寸
	外踝尖至足底	3寸

* 背腰部：背腰部取穴以脊椎棘突標誌作定位依據。
* 髀樞：指股骨大轉子高點。

腧穴定位法

手指比量法

　　手指比量，原指以患者的手指為標準度量取穴，稱為「同身寸」。唐宋時即有中指同身寸、拇指同身寸和橫指寸的應用。要說明的是，手指寸只是對骨度分寸的一種比擬，只能在骨度法的基礎上運用，不能以指寸量全身，否則會有長短上的誤差。現稱「手指比量」就是為了避免對「同身寸」的誤解。

直指寸	橫指寸	
中指同身寸	拇指同身寸	橫指同身寸
1寸	1寸	3寸
患者的中指屈曲時，中節內側兩端紋頭之間作為1寸。	患者的大拇指第一指關節之橫度作為1寸。	患者的四指相並，以其中指第二節為準，將四指之橫度作為3寸。

　　體表標誌和骨度分寸是確定腧穴位置的基本方法，手指比量只適宜當作應用上面方法時的一種配合「手法」。

十二經脈與腧穴

十二經脈，又被稱為「正經」，是經絡系統的主幹，向內連接著臟腑，向外聯繫著肌膚腠理，聯通內外，將人體聯繫成一個有機的整體。

十二經脈按其流注次序分別為手太陰肺經、手陽明大腸經、足陽明胃經、足太陰脾經、手少陰心經、手太陽小腸經、足太陽膀胱經、足少陰腎經、手厥陰心包經、手少陽三焦經、足少陽膽經和足厥陰肝經。

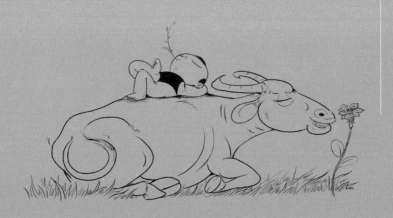

手太陰肺經與腧穴

經絡循行

　　手太陰肺經起於中焦，是十二經脈氣血流注的始發經脈，聯繫胃、喉嚨、氣管等臟腑器官，屬肺，聯絡大腸，在示指處與手陽明大腸經相接。

　　手太陰肺經首穴為中府，末穴為少商，一側為 11 個穴位，左右兩側共22穴。

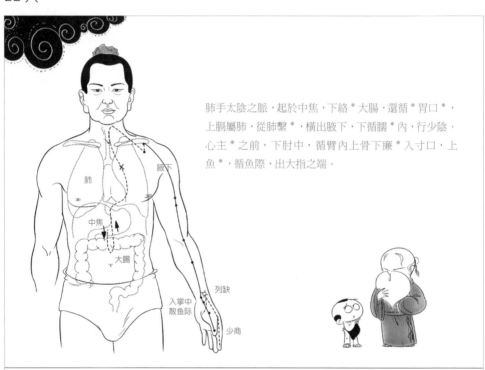

肺手太陰之脈，起於中焦，下絡 * 大腸，還循 * 胃口 *，上膈屬肺，從肺繫 *，橫出腋下，下循臑 * 內，行少陰、心主 * 之前，下肘中，循臂內上骨下廉 * 入寸口，上魚 *，循魚際，出大指之端。

手太陰肺經起於中焦，向下聯絡大腸，回過來沿著胃的上口，貫穿膈肌，入屬肺臟。
從肺繫橫行出胸壁外上方，走向腋下，沿上臂前外側，至肘中後沿前臂橈側下行至寸口（橈動脈搏動處），又沿手掌大魚際外緣出拇指末端。

* 絡：在此有「呈網絡樣分佈」之意。* 還循：還，回來；循，順沿。意為順著走。* 胃口：即賁門，胃與食管相連的部分，是胃上端的入口。* 肺繫：繫，繫帶、懸繫。肺繫這裡指氣管、喉嚨。* 臑：指人自肩至肘前側靠近腋部隆起的肌肉。* 少陰、心主：指手少陰、手厥陰二經。* 臂內上骨下廉：臂內上骨就是橈骨。廉，指側邊，稜角部，上邊的為上廉，下邊的為下廉。* 魚：指大魚際部，又稱「手魚」。

手太陰肺經與腧穴

病證表現

　　手太陰肺經屬於肺，聯絡大腸，通過橫膈，並與胃和腎等有聯繫。因而，此經異常會出現下列病症：肺部脹悶，膨膨而咳喘，咽喉腫痛，嚴重時交捧雙手，心胸煩亂，視物模糊，還可能發生前臂部的氣血阻逆，如厥冷、麻木、疼痛等症。

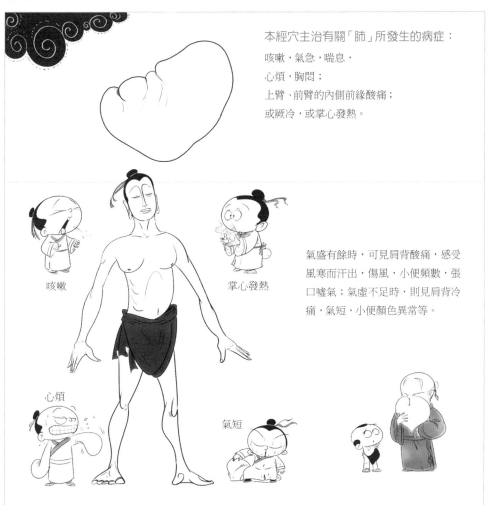

本經穴主治有關「肺」所發生的病症：
咳嗽，氣急，喘息，
心煩，胸悶；
上臂、前臂的內側前緣酸痛；
或厥冷，或掌心發熱。

氣盛有餘時，可見肩背酸痛，感受風寒而汗出，傷風，小便頻數，張口噓氣；氣虛不足時，則見肩背冷痛，氣短，小便顏色異常等。

咳嗽

掌心發熱

心煩

氣短

腧穴

本經一側 11 處腧穴，9 穴分佈於上肢掌面橈側，2 穴在胸前外上部，分別為中府、雲門、天府、俠白、尺澤、孔最、列缺、經渠、太淵、魚際、少商等。本經腧穴主要治療喉、胸、肺及經脈循行部位的其他病症。

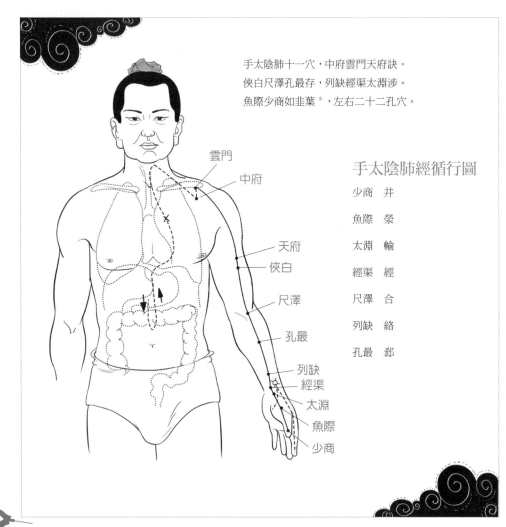

手太陰肺十一穴，中府雲門天府訣。
俠白尺澤孔最存，列缺經渠太淵涉。
魚際少商如韭葉 *，左右二十二孔穴。

手太陰肺經循行圖

少商	井
魚際	滎
太淵	輸
經渠	經
尺澤	合
列缺	絡
孔最	郄

雲門
中府
天府
俠白
尺澤
孔最
列缺
經渠
太淵
魚際
少商

* 韭葉：韭菜葉子的寬度，現在國家標準穴位圖把這個距離定位為 0.1 寸（同身寸）。

腧穴 —— 太淵

太淵，位於腕掌側橫紋橈側，橈動脈搏動處。是手太陰肺經的輸穴、原穴、八會穴（脈會）。主治外感、咳嗽、氣喘、咽喉腫痛、胸痛、無脈症、腕臂痛。

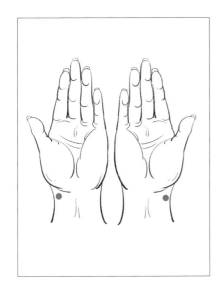

太淵·輸穴、原穴、八會穴（脈會）

【別　名】太泉穴、鬼心

【穴　義】肺經經水在此散而化為涼性水濕。

【名　解】太，大、極；淵，深淵。「太淵」恰當地形容了此穴的形態。本穴名指肺經之水如同河流一樣從山頂流到淵底（手內橫紋凹陷處），並在此散化為涼性水濕。

【定　位】在腕掌側橫紋橈側，橈動脈搏動處。

【主　治】外感，咳嗽，氣喘，咽喉腫痛，胸痛；無脈症；腕臂痛。

【配　伍】配尺澤、魚際、肺俞治咳嗽、咯血、胸痛；配合人迎治無脈症。

【刺灸法】避開橈動脈，直刺 0.2 ～ 0.3 寸。寒則灸補，熱則瀉針出氣。

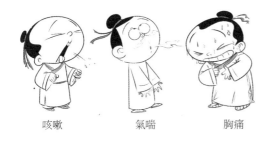

咳嗽　　　　氣喘　　　　胸痛

腧穴 —— 列缺

列缺，位於前臂橈側緣，橈骨莖突上方，腕橫紋上 1.5 寸處。當肱橈肌與拇長展肌腱之間。是手太陰肺經的絡穴、八脈交會穴，通於任脈。主治外感頭痛、項強、咳嗽、氣喘。

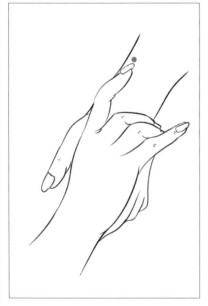

列缺 · 絡穴，八脈交會穴，通任脈

【穴　義】肺經經水在此處破缺潰散並向四方溢流。

【名　解】列，裂，破。缺，少。孔最下行而來的地部經水，被突出的巨石（橈骨）所擋，經水在此向外溢流破散，故而得名。

【定　位】在前臂橈側緣，橈骨莖突上方，腕橫紋上 1.5寸，當肱橈肌與拇長展肌腱之間。簡易取穴是講兩手虎口自然平直交叉，一首示指按在另一手橈骨莖突上，指尖下凹陷中為此穴。

【主　治】傷風，頭痛，項強，咳嗽，氣喘，咽喉腫痛，口眼喎斜，齒痛。

【配　伍】配肺俞治咳嗽氣喘；配合谷穴治傷風、頭痛。

【刺灸法】向上斜刺 0.5 ～ 0.8 寸，可灸。任脈不通可向內直刺多提插捻轉；表裡不通可橫向外側。寒則補之，熱則瀉之。

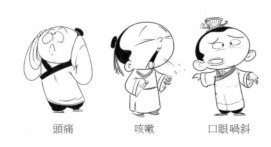

頭痛　　　咳嗽　　　口眼喎斜

手太陰肺經與腧穴

腧穴 —— 尺澤

　　尺澤，在肘橫紋中，肱二頭肌腱橈側凹陷處。為手太陰肺經合穴。主治咳嗽、氣喘、咯血、潮熱、胸部脹滿、咽喉腫痛，急性腹痛吐瀉，肘臂攣痛。

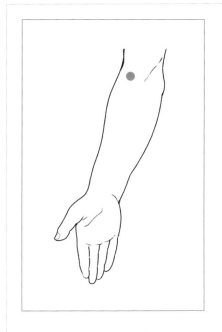

尺澤・合穴

【穴　義】肺經濁降的陰液在此匯聚而成小澤。

【名　解】尺，小也。澤，池也。尺澤的名稱意指俠白穴濁降之雨在此形成的小澤。

【定　位】在肘橫紋中，肱二頭肌橈側凹陷處。

【主　治】咳嗽，氣喘，咯血，項強，咽喉腫痛，口眼喎斜，齒痛。

【配　伍】配太淵、經渠治咳嗽、氣喘；配孔最治咯血、潮熱；配曲池治肘臂攣痛。

【刺灸法】直刺 0.5～0.8 寸，或點刺出血，可灸。寒則點刺出血或灸補之，熱則涼藥水針或瀉針出氣。

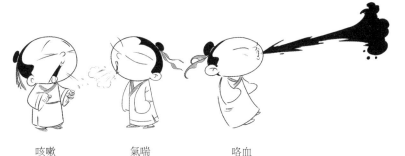

咳嗽　　　　氣喘　　　　咯血

手陽明大腸經與腧穴

經絡循行

　　手陽明大腸經與手太陰肺經在示指銜接，聯繫口、下齒、鼻等器官，屬大腸，聯絡肺，在鼻旁與足陽明胃經相接。手陽明大腸經首穴為商陽，末穴為迎香。一側 20 個穴位，左右兩側共 40 穴。

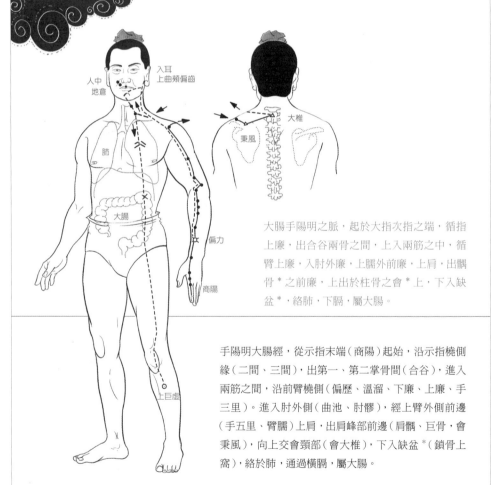

大腸手陽明之脈，起於大指次指之端，循指上廉，出合谷兩骨之間，上入兩筋之中，循臂上廉，入肘外廉，上臑外前廉，上肩，出髃骨 * 之前廉，上出於柱骨之會 * 上，下入缺盆 *，絡肺，下膈，屬大腸。

手陽明大腸經，從示指末端（商陽）起始，沿示指橈側緣（二間、三間），出第一、第二掌骨間（合谷），進入兩筋之間，沿前臂橈側（偏歷、溫溜、下廉、上廉、手三里）。進入肘外側（曲池、肘髎），經上臂外側前邊（手五里、臑臑）上肩，出肩峰部前邊（肩髃、巨骨，會秉風），向上交會頸部（會大椎），下入缺盆 *（鎖骨上窩），絡於肺，通過橫膈，屬大腸。

＊髃骨：肩胛骨肩峰部。
＊柱骨之會：柱骨，指頸椎，或指鎖骨；會，在此指大椎穴。
＊缺盆：鎖骨上窩部；缺盆骨即鎖骨，其上有缺盆穴。

手陽明大腸經與腧穴

病證表現

手陽明大腸經屬於大腸，聯絡肺，與胃經直接聯繫。因而，此經脈異常會出現齒痛、面頰部腫脹等病症及一些與津液相關的病症。

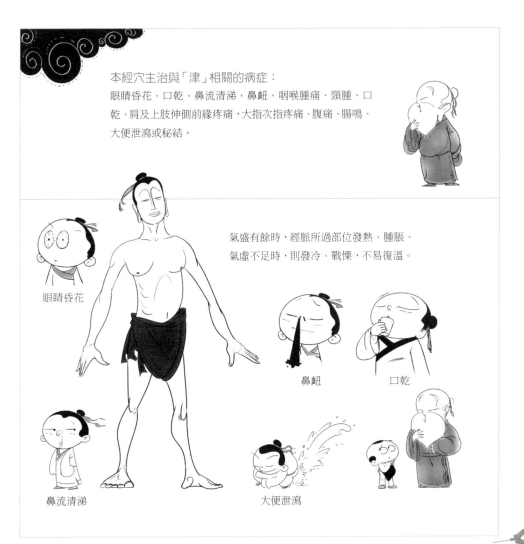

本經穴主治與「津」相關的病症：
眼睛昏花、口乾、鼻流清涕、鼻衄、咽喉腫痛、頸腫、口乾、肩及上肢伸側前緣疼痛，大指次指疼痛、腹痛、腸鳴、大便泄瀉或秘結。

氣盛有餘時，經脈所過部位發熱、腫脹。
氣虛不足時，則發冷、戰慄，不易復溫。

眼睛昏花

鼻衄

口乾

鼻流清涕

大便泄瀉

手陽明大腸經與腧穴

腧穴

　　本經一側 20 穴，14 穴在上肢背面橈側，6 穴在肩、頸和面部，分別為商陽、二間、三間、合谷、陽溪、偏歷、溫溜、下廉、上廉、手三里、曲池、肘髎、手五里、臂臑、肩髃、巨骨、天鼎、扶突、口禾髎、迎香。本經腧穴主治頭面、五官、咽喉病、神志病、熱病及經脈循行部位的其他病症。

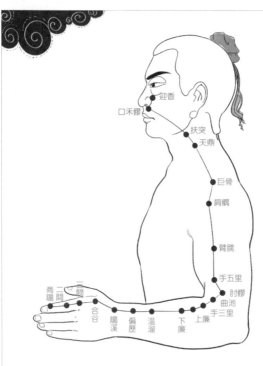

手陽明大腸經圖

商陽	井
二間	滎
三間	輸
陽溪	經
曲池	合
合谷	原
偏歷	絡
溫溜	郄

手陽明穴起商陽，二間三間合谷藏，
陽溪偏歷溫溜長，下廉上廉手三里，
曲池肘髎五里近，臂臑肩髃巨骨當，
天鼎扶突禾髎接，最後鼻旁是迎香。

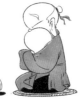

腧穴 —— 合谷

　　合谷，別名虎口，位於手背虎口處，第一掌骨與第二掌骨間陷中。為手陽明大腸經原穴。主治齒痛、手腕及臂部疼痛、口眼喎斜、感冒發熱等症。孕婦慎用。

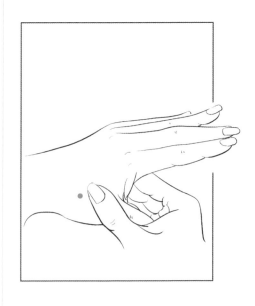

合谷·原穴

【別　名】虎口

【穴　義】肺經濁降的陰液在此匯聚而成小澤。

【名　解】合，匯，聚。谷，兩山之間的空隙。合谷意指大腸經自三間穴傳來的氣血在本穴匯聚形成強大的水濕雲氣場。

【定　位】在手背，第一、二掌骨間，當第二掌骨橈側的中點處。

【主　治】頭痛、齒痛、目赤腫痛、咽喉腫痛、鼻衄、耳聾、腮腺炎、牙關緊閉、口喎，熱病、無汗、多汗，滯產、經閉、腹痛、便秘，上肢疼痛。

【配　伍】配太陽治頭痛；配太衝治目赤腫痛；配迎香治鼻疾；配少商治咽喉腫痛；配三陰交治經閉、滯產；配地倉、頰車治口眼喎斜。

【刺灸法】直刺 0.5～1 寸。虛寒則補而灸之，實熱則瀉之，熱症，涼藥水針。孕婦不宜用針。

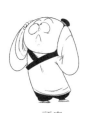
頭痛

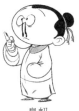
鼻衄

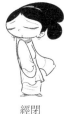
經閉

腧穴 —— 曲池

曲池，位於肘橫紋外側端，屈肘，當尺澤與肱骨外上髁連線中點。是手陽明大腸經的合穴。主治熱病、咽喉腫痛、齒痛、目赤痛、頭痛、眩暈、癲狂，上肢不遂、手臂腫痛、瘰癧，腹痛、吐瀉、月經不調等。

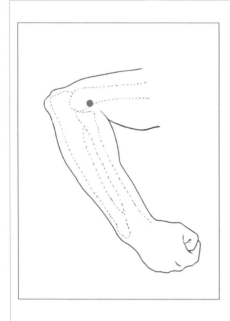

曲池·合穴

【別　名】鬼谷

【穴　義】大腸經的濕濁之氣聚集於此。

【名　解】曲，隱秘，有不易察覺之意。池，水匯集的地方。曲池意指手三里降地之雨氣化而來的濕濁之氣。處於地上，濕濁滯重，如霧，如露，為隱秘之水，因而得名曲池。

【定　位】屈肘成直角，在肘橫紋外側端與肱骨外上髁連線中點。完全屈肘時，在肘橫紋外側端處。

【主　治】熱病，咽喉腫痛、齒痛、目赤痛、頭痛、眩暈、癲狂，上肢不遂、手臂腫痛、瘰癧，癮疹 *，腹痛、吐瀉、月經不調等。

【配　伍】配血海、足三里治癮疹；配手三里治上肢不遂；配太衝、大椎治高血壓。

【刺灸法】直刺 1 ～ 1.5 寸。寒則補之灸之，熱則瀉之或涼藥水針。

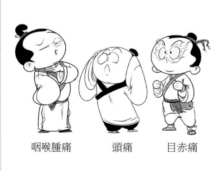

咽喉腫痛　　頭痛　　目赤痛

* 癮疹：以異常瘙癢、皮膚出現成塊成片狀風團為主症的疾病，因其時隱時起，遇風易發而得名，又稱「風疹塊」「蕁麻疹」。

圖解中醫　經絡篇

腧穴 —— 偏歷

偏歷，屈肘後，在前臂背面橈側，當陽溪與曲池連線上，腕橫紋上 3 寸。為手陽明大腸經的絡穴。主治目赤，耳聾，耳鳴，鼻衄，咽喉腫痛，水腫，手臂酸痛。

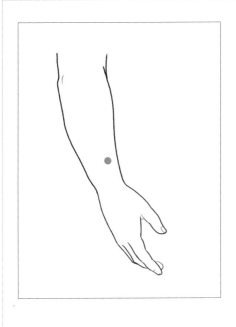

偏歷·絡穴

【穴　義】陽溪穴傳來的炎上之氣。

【名　解】偏，偏離；歷，經歷。偏歷穴名意指陽溪穴傳來的炎上之氣。

【定　位】屈肘，在前臂背面橈側，當陽溪與曲池連上，腕橫紋上 3 寸。

【主　治】目赤，耳聾，耳鳴，鼻衄，咽喉腫痛，水腫，手臂酸痛。

【配　伍】配曲池治手臂疼痛。

【刺灸法】直刺或斜刺 0.5 ～ 0.8 寸。寒則補而灸之，熱則瀉針出氣。

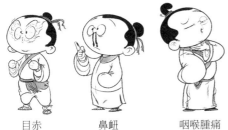

目赤　　　鼻衄　　　咽喉腫痛

腧穴 —— 迎香

迎香，為手陽明大腸經穴。在鼻翼外緣中點旁，當鼻唇溝中。為手陽明大腸經和足陽明胃經的交會穴。主治鼻塞，鼽衄，口歪，面癢；膽道蛔蟲病。

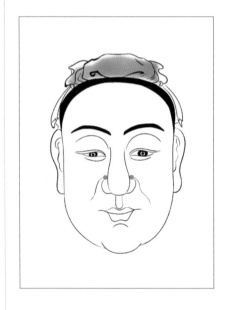

迎香‧交會穴

【穴　義】本穴在鼻旁，因能主治鼽衄、鼻塞不聞香臭，故而得名迎香。

【名　解】迎，迎受；香，脾胃五穀之氣。迎香意指本穴接受胃經供給的氣血而得名。

【定　位】在鼻翼外緣中點旁開約 0.5 寸，當鼻唇溝中。

【主　治】鼻塞，鼽衄 *，口喎，面癢；膽道蛔蟲病。

【配　伍】配印堂、合谷主治急慢性鼻炎；配四白、地倉治療面神經麻痹、面肌肉痙攣；配陽陵泉、丘墟治療膽道蛔蟲病。

【刺灸法】斜刺或平刺 0.3 ～ 1 寸。不宜用灸。

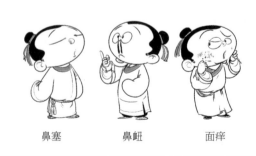

鼻塞　　　　鼻衄　　　　面癢

96

＊鼽衄：病名，指鼻流清涕或鼻腔出血。

經絡循行

足陽明胃經在鼻旁與手陽明大腸經銜接，聯繫鼻、目、上齒、口唇、喉嚨和乳房等器官，屬胃，聯絡脾，在足大趾和與足太陰脾經相接。

足陽明胃經首穴為承泣，末穴為厲兌，一側為 45 穴，左右兩側共 90 穴。

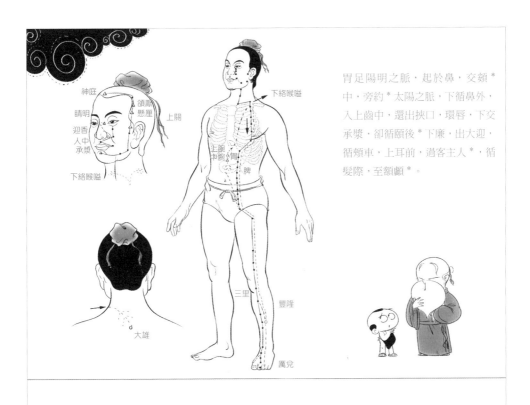

胃足陽明之脈，起於鼻，交頞*中，旁約*太陽之脈，下循鼻外，入上齒中，還出挾口，環唇，下交承漿，卻循頤後*下廉，出大迎，循頰車，上耳前，過客主人*，循髮際，至額顱*。

足陽明胃經，起於鼻（會迎香），交鼻根部，與旁邊足太陽經交會（會睛明），向下沿鼻外側（承泣、四白），進入上齒中（巨髎），回出來夾口旁（地倉），環繞口唇（會水溝），向下交會於還頰唇溝（會承漿）。

退回來沿下頜出面動脈部（大迎），再沿下頜角（頰車），上耳前（下關），經顴弓上（會上關、懸厘、頷厭），沿髮際（頭維），至額顱中部（會神庭）。

*頞：音遏，指鼻根凹陷處。＊約：在此指與足太陽經交會於眼睛。＊卻循頤後：卻，退卻；頤，下頜部。＊客主人：即上關穴。＊額顱：前額正中部。

病證表現

　　足陽明胃經屬於胃，聯絡脾，並與心、小腸直接聯繫。因而，此經異常會出現下列病證：咽喉腫痛、鼻衄、齒痛、口眼喎斜、胸腹及下肢外側疼痛、足背痛、足中趾麻木、活動不利、胃脘痛、嘔吐、消穀善飢、腹脹滿、水腫、驚惕、發狂等症。

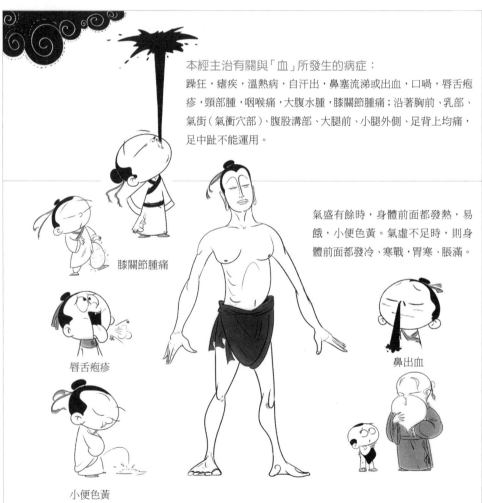

本經主治有關與「血」所發生的病症：
躁狂，瘧疾，溫熱病，自汗出，鼻塞流涕或出血，口喎，唇舌疱疹，頸部腫，咽喉痛，大腹水腫，膝關節腫痛；沿著胸前、乳部、氣街（氣衝穴部）、腹股溝部、大腿前、小腿外側、足背上均痛，足中趾不能運用。

膝關節腫痛

氣盛有餘時，身體前面都發熱，易餓，小便色黃。氣虛不足時，則身體前面都發冷、寒戰，胃寒、脹滿。

唇舌疱疹

鼻出血

小便色黃

足陽明胃經與腧穴

腧穴

　　本經一側 45 處腧穴，12 穴分佈於頭面頸部，18 穴在胸腹部，15 穴在下肢的前外側面和足部，如承泣、四白、巨髎、地倉、人迎、犢鼻、足三里、解溪、內庭、厲兌等。本經腧穴主治消化、神經、呼吸、循環等系統的某些病症和咽喉、頭面、口、牙、鼻等器官病症及本經脈所經過部位的病症。

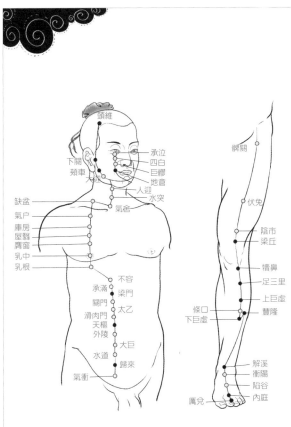

四十五穴足陽明，承泣四白巨髎經，
地倉大迎下頰車，下關頭維對人迎，
水突氣舍連缺盆，氣戶庫房屋翳尋，
膺窗乳中下乳根，不容承滿出梁門，
關門太乙滑肉起，天樞外陵大巨裡，
水道回來達氣衝，髀關伏兔走陰市，
梁丘犢鼻足三里，上巨虛連條口底，
下巨虛下有豐隆，解溪衝陽陷谷同，
內庭厲兌陽明穴，大趾次趾之端終。

足陽明胃經圖

厲兌	井
內庭	滎
陷谷	輸
解溪	經
足三里	合
衝陽	原
豐隆	絡
梁丘	郄

足陽明胃經與腧穴

腧穴 —— 頰車

頰車，在面頰部，下頜角前上方約一橫指，當咀嚼時咬肌隆起，按之凹陷處。主治口眼喎斜，頰腫；齒痛，口噤不語。

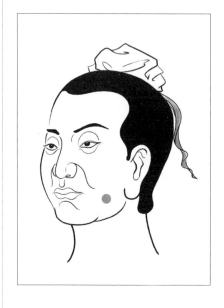

頰車

【穴　義】本穴的功用是運送胃經的五穀精微氣血循經上頭。

【名　解】頰，指穴位所在的部位為面頰。車，運載工具。本穴物質為大迎穴傳來的五穀精微氣血，至本穴後由於受內部心火的外散之熱，氣血物質循胃經輸送於頭，如同車載一樣，故名頰車。

【定　位】在面頰部，下頜角前上方約一橫指，當咀嚼時咬肌隆起，按之凹陷處。

【主　治】口眼喎斜，頰腫；齒痛，口噤不語。

【配　伍】配地倉治口眼喎斜。

【刺灸法】直刺 0.3 ～ 0.5 寸，或向地倉方向透刺 0.5 ～ 2.0 寸。

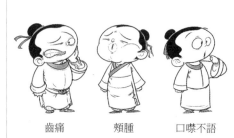

齒痛　　頰腫　　口噤不語

腧穴 —— 天樞

天樞，在腹中部，平臍中，距臍中 2 寸。為大腸的募穴。主治腹脹腸鳴，繞臍腹痛，便秘，泄瀉，痢疾；癥瘕，月經不調，痛經。

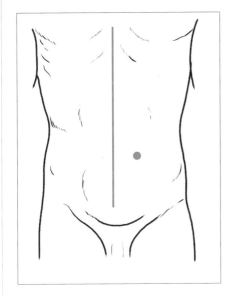

天樞·大腸募穴

【穴　義】募集氣血輸大腸經。

【名　解】本為天星名（天樞星）。本穴氣血物質來源有二：一是太乙、滑肉門二穴傳來的風之餘氣，其二是由氣衝與外陵間各穴傳來的水濕之氣，胃經上、下兩部經脈的氣血相交本穴後，因其氣血飽滿，除胃經外無其他出路，因此上走與胃經處於相近層次的大腸經，因此而得名。

【定　位】位於腹中部，平臍中，距臍中 2 寸。

【主　治】主治腹脹腸鳴，繞臍腹痛，便秘，泄瀉，痢疾；癥瘕，月經不調，痛經。

【配　伍】配足三里治腹脹腸鳴；配氣海治繞臍痛；配上巨虛、下巨虛治便秘、泄瀉。

【刺灸法】直刺 1 ～ 1.5 寸。寒則補而灸之，熱則瀉針出氣或水針。孕婦不可用灸。

痛經　　　　繞臍腹痛　　　腹脹腸鳴

腧穴 —— 足三里

　　足三里，位於小腿前外側，當犢鼻下 3 寸，距脛骨前緣一橫指（中指）。為足陽明胃經的合穴，胃的下合穴。足三里主治廣泛，是全身強壯要穴之一，能調節改善機體免疫功能，有防病保健作用。

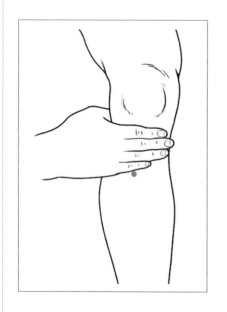

足三里・合穴

【穴　義】胃經氣血在此形成較大的氣血場。

【名　解】足，指穴所在部位為足部，別於手三里之名。三里，指穴內物質作用的範圍。足三里穴名意指犢鼻穴傳來的地部經水，至本穴後，散於本穴的開闊之地，經水大量氣化上行於天，形成一個較大的氣血場，如三里方圓之大，故而得名。

【定　位】在小腿前外側，當犢鼻穴下 3 寸，距脛骨前緣一橫指（中指）。

【主　治】胃痛，嘔吐，噎膈，腹脹，腸鳴，消化不良，泄瀉，便秘，痢疾，乳癰；虛勞羸瘦，咳嗽氣喘，心悸氣短，頭暈；失眠，癲狂；膝痛，下肢痿痹，腳氣，水腫。

【配　伍】配天樞、三陰交、腎俞、行間主治月經過多，心悸；配曲池、豐隆、三陰交主治頭暈目眩；配中脘、內關主治胃脘痛。

【刺灸法】直刺 1 ～ 2 寸。寒則補而灸之，熱則瀉針出氣或水針。

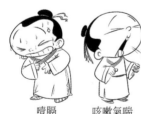

噎膈　　咳嗽氣喘　　嘔吐

足陽明胃經與腧穴

腧穴 —— 豐隆

豐隆，位於外踝尖上 8 寸，條口穴外 1 寸，脛骨前嵴外 2 橫指處。為絡穴。主治咳嗽，痰多，哮喘；頭痛，眩暈；癲狂；下肢痿痺。

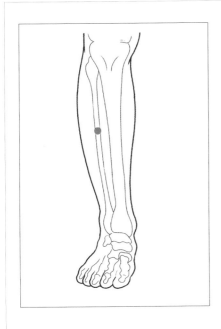

豐隆·絡穴

【穴　義】胃經濁氣在此沉降。

【名　解】象聲詞，為「轟隆」的假借詞。本穴物質主要為條口穴、上巨虛穴、下巨虛穴傳來的水濕雲氣，至本穴後，水濕雲氣化雨而降，且降雨量大，如雷雨之轟隆有聲，故而得名。

【定　位】在小腿前外側，當外踝尖上 8 寸，條口外，距脛骨前緣二橫指（中指）。

【主　治】咳嗽，痰多，哮喘；頭痛，眩暈；癲狂；下肢痿痺。

【配　伍】配風池治眩暈；配膻中、肺俞治痰多咳嗽。

【刺灸法】直刺 1 ～ 1.5 寸。寒則補而灸之，熱則瀉針出氣。

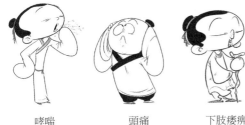

| 哮喘 | 頭痛 | 下肢痿痺 |

足太陰脾經與腧穴

經絡循行

　　足太陰脾經在足大趾與足陽明胃經銜接，聯繫咽、舌等器官，屬於脾，聯絡胃，注於心中，在胸部與手少陰心經相接。

　　足太陰脾經首穴為隱白，末穴為大包，一側為 21 穴，左右兩側共 42 穴。

脾足太陰之脈，起於大指之端，循指內側白肉際*，過核骨*後，上內踝前廉，上踹*內，循脛骨後，交出厥陰*之前，上膝股內前廉，入腹，屬脾，絡胃，上膈，挾咽*，連舌本*，散舌下。

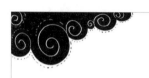
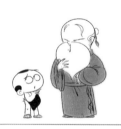
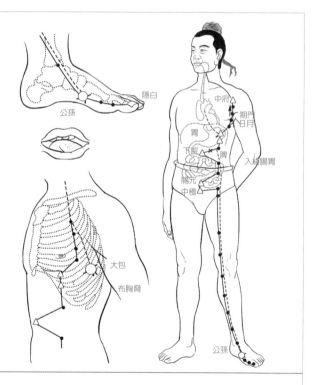

　　足太陰脾經，從大趾末端開始（隱白），沿大趾內側赤白肉際（大都），經核骨後（太白、公孫），上向內踝前邊（商丘），上小腿內側，沿脛骨後（三陰交、漏谷），交出足厥陰肝經之前（地機、陰陵泉），上膝股內側前邊（血海、箕門），進入腹部（衝門、府舍、腹結、大橫；會中極、關元），屬於脾，絡於胃（腹哀；會下脘、日月、期門），通過膈肌，夾食管旁（食竇、天溪、胸鄉、周榮；絡大包；會中府），連舌根，散佈舌下。

*白肉際：指足底或手掌面的邊界，又稱吃白肉際。＊核骨：即指第一跖趾關節內側的圓形突起。＊踹：應作「腨」，即腓腸肌部，俗稱小腿肚。＊厥陰：即足厥陰肝經。＊咽：指食道。＊舌本：指舌根部。

足太陰脾經與腧穴

病證表現

　　足太陰脾經屬於脾，聯絡胃，與心、肺等有直接聯繫。因而，此經異常會出現下列病證：舌根部強痛，食後發嘔，胃脘痛，腹脹，好噯氣，身重乏力，活動不利。股膝內脹厥冷，足大趾麻木，食不下嚥，心煩，大便溏薄或泄瀉，或水腫，黃疸。

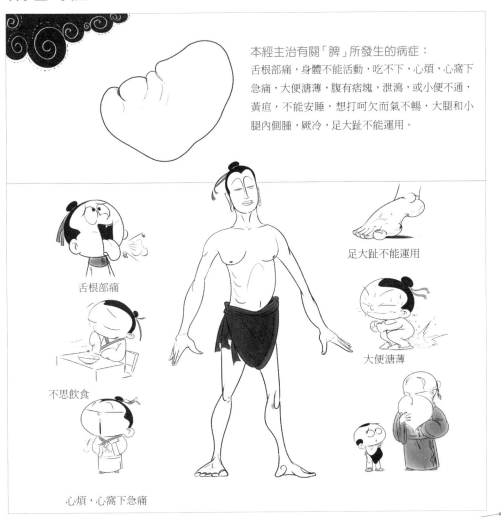

本經主治有關「脾」所發生的病症：
舌根部痛，身體不能活動，吃不下，心煩，心窩下急痛，大便溏薄，腹有痞塊，泄瀉，或小便不通，黃疸，不能安睡，想打呵欠而氣不暢，大腿和小腿內側腫，厥冷，足大趾不能運用。

足大趾不能運用

舌根部痛

大便溏薄

不思飲食

心煩，心窩下急痛

足太陰脾經與腧穴

腧穴

　　本經一側 21 穴，11 穴分佈在下肢內側面，10 穴分佈在側胸腹部，如隱白、大都、太白、公孫、商丘、三陰交、陰陵泉、血海、箕門、衝門、食竇、天溪、周榮、大包等。本經腧穴主治脾胃病、婦科病、前陰病及經脈循行部位的其他病證。

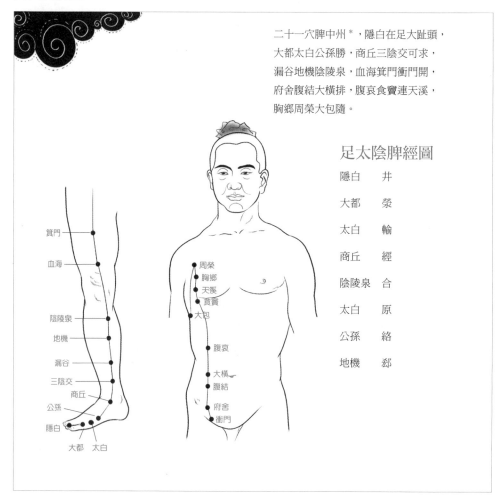

二十一穴脾中州 *，隱白在足大趾頭，
大都太白公孫勝，商丘三陰交可求，
漏谷地機陰陵泉，血海箕門衝門開，
府舍腹結大橫排，腹哀食竇連天溪，
胸鄉周榮大包隨。

足太陰脾經圖

隱白	井
大都	滎
太白	輸
商丘	經
陰陵泉	合
太白	原
公孫	絡
地機	郄

箕門
血海
陰陵泉
地機
漏谷
三陰交
商丘
公孫
隱白
大都　太白

周榮
胸鄉
天溪
食竇
大包
腹哀
大橫
腹結
府舍
衝門

* 中州：人體部位名。指臟腑與地勢相應的部位。《靈樞・九針論》：「六腑膈下三臟應中州。」《難經・四難》：「脾者中州。」

足太陰脾經與腧穴

腧穴 —— 公孫

　　公孫，在足內側緣，當第 1 跖骨基底的前下方。為足太陰脾經的絡穴、八脈交會穴，通衝脈。主治胃痛，嘔吐，腹脹，腹痛，泄瀉，痢疾；心痛，胸悶。

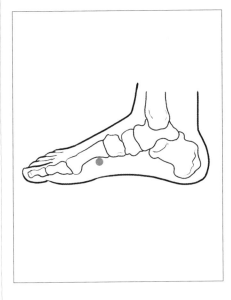

公孫 · 絡穴，八脈交會穴，通衝脈

【穴　義】脾經與衝脈的氣血相會後在此化為天部的水濕風氣。

【名　解】公孫，公之輩與孫之輩，以此來說明穴內氣血物質與脾土之間的關係。脾經物質五行屬土，其父為火，其公為木，其子為金，其孫為水。公孫名意指本穴物質為脾經與衝脈的氣血相會後化成了天部的水濕風氣，故而得名。

【定　位】在足內側緣，當第 1 跖骨基底的前下方。

【主　治】胃痛，嘔吐，腹脹，腹痛，泄瀉，痢疾；心痛，胸悶。

【配　伍】配解溪、中脘、足三里主治飲食停滯、胃脘疼痛；配束骨、八風主治足趾麻痛。配地倉治口眼喎斜。

【刺灸法】直刺 0.5 ～ 1 寸，寒則補而灸之，熱則瀉之火水針。

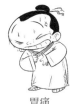
胃痛

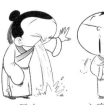
嘔吐

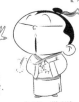
心痛，胸悶

腧穴 —— 三陰交

　　三陰交，位於小腿內側，當足內踝尖上3寸，脛骨內側緣後方。為足太陰、足少陰、足厥陰經交會穴。主治月經不調，崩漏帶下，經閉，難產，惡露不盡，不孕，遺精，陽痿，小便不利，遺尿，水腫；腹脹腸鳴，便秘；失眠，眩暈；下肢痿痹，腳氣等病證。

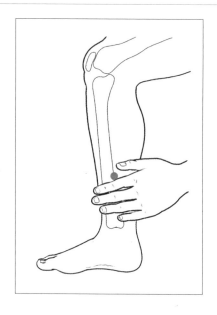

三陰交·足太陰脾經、足少陰腎經、足厥陰肝經的交會穴

【穴　義】足三陰經氣血在此交會。

【名　解】三陰，指的三條陰經。交，交會。三陰交名意指足部的三條陰經中氣血物質在本穴交會。本穴物質有脾經提供的濕熱之氣，有肝經提供的水濕風氣，有腎經提供的寒冷之氣，三條陰經氣血交會於此，故名三陰交。

【定　位】小腿內側，當足內踝尖上3寸，脛骨內側緣後方。

【主　治】月經不調，崩漏，帶下，陰挺，經閉，難產，產後血暈，惡露不盡，不孕，遺精，陽痿，陰莖痛，疝氣，小便不利，遺尿，水腫；腹脹腸鳴，泄瀉，便秘；失眠，眩暈；下肢痿痹，腳氣。

【配　伍】配足三里治腸鳴泄瀉；配中極治月經不調；配子宮治療陰挺；配內關、神門治失眠。

【刺灸法】直刺1～1.5寸。寒則補而灸之，熱則瀉針出氣或水針。孕婦禁用針。

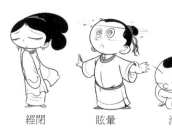

經閉　　眩暈　　泄瀉

足太陰脾經與腧穴

腧穴 —— 陰陵泉

陰陵泉，在小腿內側，當脛骨內側髁後下方凹陷處。為足太陰脾經的合穴。陰陵泉主治腹脹，水腫，黃疸，泄瀉，小便不利或失禁；陰莖痛，遺精，婦人陰痛，帶下；膝痛。

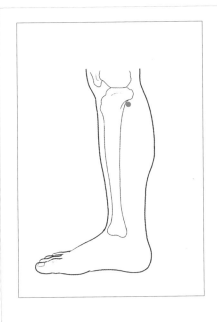

陰陵泉·合穴

【穴　義】脾經氣血在此會合。

【名　解】陰，水；陵，土丘；泉，水泉穴。
陰陵泉穴，意指地機穴流來的泥水
混合物，水液溢出，脾土物質沉積
為地下之部翻扣的土丘形態，故而
得名。

【定　位】小腿內側，當脛骨內側髁後下方凹
陷處。

【主　治】腹脹，水腫，黃疸，泄瀉，小便不利
或失禁；陰莖痛，遺精，婦人陰痛，
帶下；膝痛。

【配　伍】配三陰交，主治腹寒；配肝俞、至
陽治黃疸；配陽陵泉治膝痛。

【刺灸法】直刺 1～2 寸。寒則補而灸之，熱
則瀉針出氣或涼藥水針。

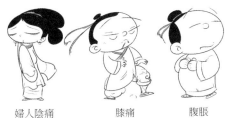

婦人陰痛　　膝痛　　腹脹

腧穴 —— 血海

　　屈膝，在大腿內側，髕底內側端上 2 寸，當股四頭肌內側頭的隆起處。主治月經不調，經閉，崩漏；濕疹，癮疹，丹毒。

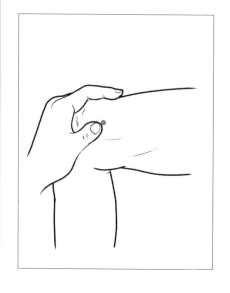

血海

【穴　義】脾經所生之血在此聚集。

【名　解】血，受熱變成的紅色液體。海，大。血海穴名意指本穴為脾經所生之血的聚集之處。本穴物質為陰陵泉外流水液氣化上行的水濕之氣，是溫度較高、濃度較高的水濕之氣，在本穴聚集充斥的範圍巨大如海，故而得名。

【定　位】屈膝，在大腿內側，髕底內側端上 2 寸，當股四頭肌內側頭的隆起處。

【主　治】月經不調，經閉，崩漏；濕疹，癮疹，丹毒。

【配　伍】配三陰交治月經不調；配曲池治癮疹。

【刺灸法】直刺 1 ～ 1.5 寸。寒則補而灸之，熱則瀉針出氣或水針。

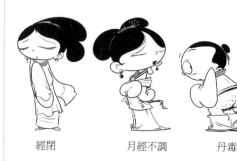

經閉　　　　月經不調　　　丹毒

手少陰心經與腧穴

經絡循行

　　手少陰心經在心中與足太陰脾經的支脈銜接，聯繫心繫、食管、目繫等臟腑器官，屬於心，聯絡小腸，在手小指與手太陽小腸經相接。

　　手少陰心經首穴為極泉，末穴為少衝，一側為 9 穴，左右兩側共 18 穴。

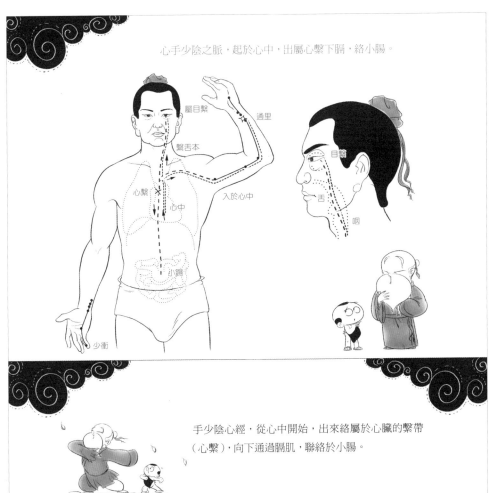

心手少陰之脈，起於心中，出屬心繫下膈，絡小腸。

屬目繫
通里
繫舌本
目繫
心繫
心中
入於心中
舌
咽
小腸
少衝

手少陰心經，從心中開始，出來絡屬於心臟的繫帶（心繫），向下通過膈肌，聯絡於小腸。

手少陰心經與腧穴

病證表現

手少陰心經屬心，繫下膈，聯絡小腸。此經異常會出現下列病證：咽乾，渴而欲飲，心痛，手臂內側疼痛，掌中熱痛，心痛，心悸，失眠，神志失常。

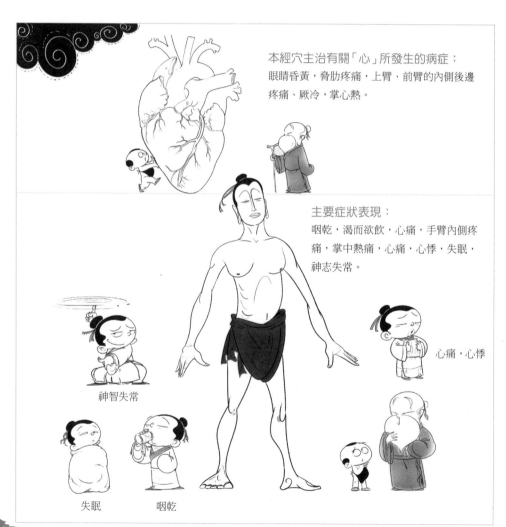

本經穴主治有關「心」所發生的病症：眼睛昏黃，脅肋疼痛，上臂、前臂的內側後邊疼痛、厥冷，掌心熱。

主要症狀表現：咽乾，渴而欲飲，心痛，手臂內側疼痛，掌中熱痛，心痛，心悸，失眠，神志失常。

心痛，心悸

神智失常

失眠　　　咽乾

手少陰心經與腧穴

腧穴

本經一側 9 處腧穴，8 穴分佈在上肢掌面的尺側，1 穴在腋窩中，分別為極泉、青靈、少海、靈道、通里、陰郄、神門、少府、少衝等。本經腧穴主治心、胸、神志病及經脈循行部位的其他病證。

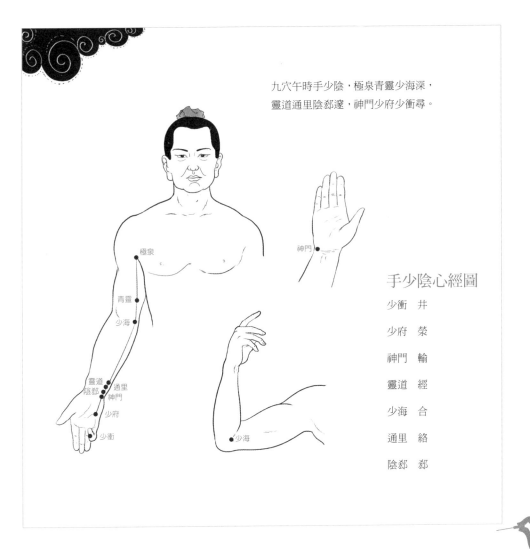

九穴午時手少陰，極泉青靈少海深，
靈道通里陰郄邃，神門少府少衝尋。

極泉

青靈

少海

靈道
陰郄　通里
神門
少府
少衝

神門

少海

手少陰心經圖

少衝	井
少府	滎
神門	輸
靈道	經
少海	合
通里	絡
陰郄	郄

手少陰心經與腧穴

腧穴 —— 少海

少海，屈肘舉臂，在肘橫紋內側端與肱骨內上髁連線的中點處。為手少陰心經合穴。主治心痛；腋脅痛，肘臂攣痛麻木，手顫；瘰癧等病證。

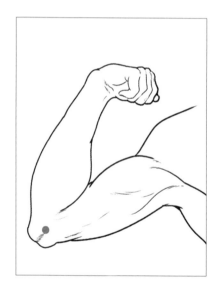

少海·合穴

【穴　義】心經經水在此匯合。

【名　解】少，陰，指水；海，大，為百川所歸之處。少海穴名意指青靈穴水濕雲氣的冷降之雨和極泉穴的下行之血所匯合的地部水液寬深如海，故而得名。

【定　位】屈肘舉臂，在肘橫紋內側端與肱骨內上髁連線的中點處。

【主　治】心痛；腋脅痛，肘臂攣痛麻木，手顫；瘰癧。

【配　伍】配曲池治手臂攣痛。

【刺灸法】向橈側直刺 0.5～1 寸。寒則點刺出血或補之灸之，熱則瀉針出氣或水針。

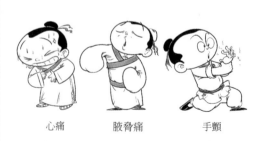

心痛　　腋脅痛　　手顫

腧穴 —— 通里

通里，在前臂掌側，當尺側腕屈肌腱的橈側緣，腕橫紋上 1 寸。為手少陰心經的絡穴。主治心悸、怔忡、暴喑、舌強不語、腕臂痛等證。

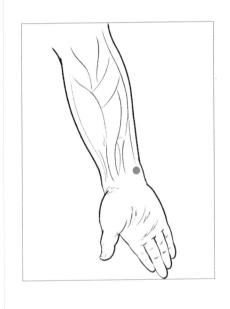

通里 · 絡穴

【穴　義】心經經水由此交於足少陰腎經。

【名　解】通，通道；里，內部。通里穴名意指靈道穴傳來的地部經水，因本穴有地部孔隙通於地之地部，經水即從本穴的地之天部流入地之地部，故而得名。

【定　位】在前臂掌側，當尺側腕屈肌腱的橈側緣，腕橫紋上 1 寸。

【主　治】心悸，怔忡；暴喑，舌強不語；腕臂痛。

【配　伍】配廉泉、啞門治不語。配內關、心俞，治心絞痛。

【刺灸法】直刺 0.3 ～ 0.5 寸。寒則通之，熱則瀉之。

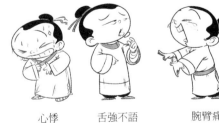

心悸　　　舌強不語　　　腕臂痛

腧穴 —— 神門

　　神門，位於腕部，腕掌側橫紋尺側端，尺側腕屈肌腱的橈側凹陷處。為手少陰心經輸穴、原穴。主治心痛，心煩，驚悸；健忘，失眠，呆痴，癲狂癇等證。

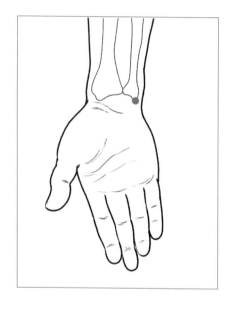

神門・輸穴，原穴

【穴　義】心經體內經脈的氣血由此交於心經體表經脈。

【名　解】神，與鬼相對，指氣；門，出入的門戶。神門穴名意指心經體內經脈的氣血物質由此交於心經體表經脈。本穴氣血物質為心經體內經脈的外傳之氣，其氣性同心經氣血之本性，為人之神氣，故而得名。

【定　位】腕橫紋尺側端，尺側腕屈肌腱的橈側凹陷處。

【主　治】心痛，心煩，驚悸；健忘，失眠，呆痴，癲狂癇等證。

【配　伍】配內關、三陰交治健忘、失眠。

【刺灸法】避開尺部、靜脈，直刺 0.3 ～ 0.5 寸，寒則通之或補之灸之，熱則瀉之。

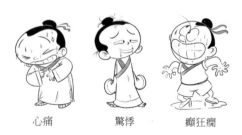

心痛　　　　驚悸　　　　癲狂癇

手太陽小腸經與腧穴

經絡循行

　　手太陽小腸經在手小指和手少陰心經相銜接，聯繫食管、橫膈、胃、心、小腸、耳、目內外眥等臟腑器官，在目內外眥與足太陽膀胱經相接。

　　手太陽小腸經首穴為少澤，末穴為聽宮，一側為 19 個穴位，左右兩側共 38 穴。

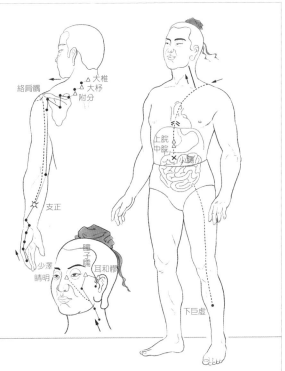

小腸手太陽之脈，起於小指之端，循手外側上腕，出踝＊中，直上循臂骨＊下廉，出肘內側兩骨＊之間，上循臑外後廉，出肩解＊，繞肩胛，交肩上，入缺盆，絡心，循咽＊，下膈，抵胃，屬小腸。

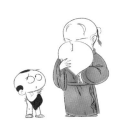

手太陽小腸經，從小指外側末端開始（少澤），沿手掌尺側（前谷、後溪），上向腕部（腕骨、陽谷），出尺骨小頭部（養老），直上沿尺骨下邊（支正），出於肘內側當肱骨內上髁和尺骨鷹嘴之間（小海），向上沿臂外後側，出肩關節部（肩貞、臑俞），繞肩胛（天宗、秉風、曲垣），交會肩上（肩外俞、肩中俞；會附分、大杼、大椎），進入缺盆，絡於心，沿食管，通過膈肌，到胃（會上脘、中脘），屬於小腸。

＊踝：在此指尺骨小頭隆起處。＊臂骨：在此指尺骨。＊兩骨：指肘內側兩尖骨，即尺骨鷹嘴屬於肱骨內上髁。＊肩解：指肩關節部。＊咽：指食管。

手太陽小腸經與腧穴

病證表現

手太陽小腸經屬於小腸，聯絡心，與胃有聯繫。因而，此經異常會出現下列病證：咽喉痛，頜[＊]下腫不能回顧，肩部牽拉樣疼痛，上臂痛似被折斷。

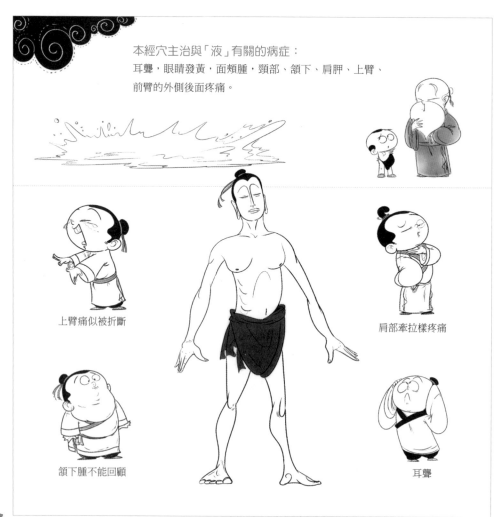

本經穴主治與「液」有關的病症：
耳聾，眼睛發黃，面頰腫，頸部、頜下、肩胛、上臂、
前臂的外側後面疼痛。

上臂痛似被折斷

肩部牽拉樣疼痛

頜下腫不能回顧

耳聾

118

＊頜：音漢，只頰下結喉上兩側側軟肉處。

腧穴

本經一側 19 穴，8 穴分佈在上肢背面尺側，11 穴分佈在肩、頸、面部，分別為少澤、前谷、後溪、腕骨、陽谷、養老、支正、小海、肩貞、臑俞、天宗、秉風、曲垣、肩外俞、肩中俞、天窗、天容、顴髎、聽宮等。本經腧穴主治頭、項、耳、目、咽喉病，熱病，神志病及經脈循行部位的其他病證。

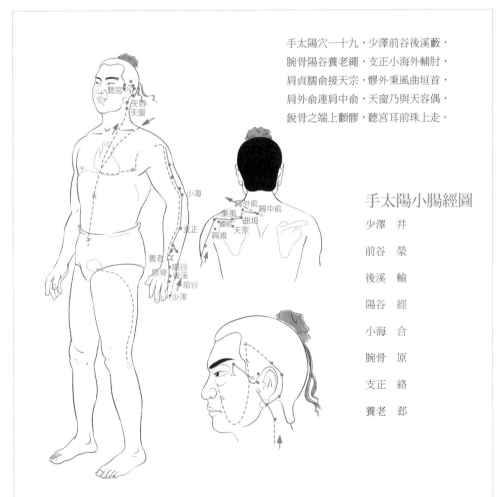

手太陽穴一十九，少澤前谷後溪藪，
腕骨陽谷養老繩，支正小海外輔肘，
肩貞臑俞接天宗，髎外秉風曲垣首，
肩外俞連肩中俞，天窗乃與天容偶，
銳骨之端上顴髎，聽宮耳前珠上走。

手太陽小腸經圖

少澤	井
前谷	滎
後溪	輸
陽谷	經
小海	合
腕骨	原
支正	絡
養老	郄

腧穴 —— 後溪

　　後溪，在手掌尺側，微握拳，當小指本節（第 5 掌指關節）後的遠側掌橫紋頭赤白肉際。為手太陽小腸經的輸穴，八脈交會穴，通於督脈。本穴主治頭項強痛，腰背痛；目赤，耳聾，咽喉腫痛，癲狂癇；盜汗，瘧疾；手指及肘臂攣急。

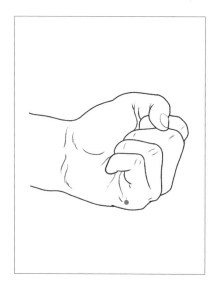

後溪 · 輸穴，八脈交會穴，通於督脈

【穴　義】小腸經氣血由此上行督脈。

【名　解】後，與前相對，指穴內氣血運行的人體部位為後背督脈之部；溪，穴內氣血流行的道路。後溪穴名意指前谷穴傳來的天部濕熱之氣，至本穴後其外散的清陽之氣上行督脈，運行的部位為督脈所屬之部，故而得名。

【定　位】在手掌尺側，微握拳，當小指本節（第 5 掌指關節）後的遠側掌橫紋頭赤白肉際。

【主　治】頭項強痛，腰背痛；目赤，耳聾，咽喉腫痛，癲狂癇；盜汗，瘧疾；手指及肘臂攣急。

【配　伍】配列缺、懸鐘治頭項強痛；配人中治急性腰扭傷。

【刺灸法】直刺 0.5 ～ 1 寸。寒則補之或灸之，熱則瀉之或水針。

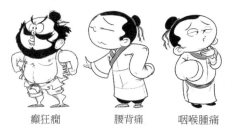

癲狂癇　　　腰背痛　　　咽喉腫痛

手太陽小腸經與腧穴

腧穴 —— 聽宮

聽宮，在面部，耳屏前，下頜骨髁狀突的後方，張口時呈凹陷處。為手足少陽經、手太陽經交會穴。主治耳鳴，耳聾，聤耳[*]，齒痛；癲狂病。

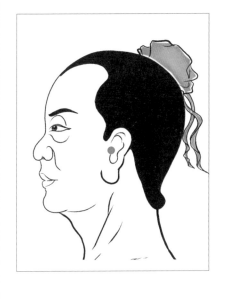

聽宮・手足少陽、手太陽交會穴

【穴　義】小腸經氣血由此回歸小腸經體內經脈。

【名　解】聽，聞聲；宮，宮殿。聽宮穴名意指顱穴傳來的冷降水濕雲氣，到此穴後，雨降強度較大，如可聞聲，而注入地之地部經水又如流入地部宮殿，故而得名。

【定　位】在面部，耳屏前，下頜骨髁狀突的後方，張口時呈凹陷處。

【主　治】主治耳鳴，耳聾，聤耳[*]，齒痛；癲狂病。

【配　伍】配中渚、翳風治耳聾、耳鳴。

【刺灸法】張口，直刺 0.5～1 寸，寒則先瀉後補，熱則瀉之。

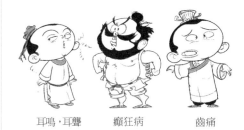

耳鳴，耳聾　　癲狂病　　齒痛

十二經脈與腧穴

* 聤耳：泛指耳竅中流膿的病證或僅指耳中出膿帶黃色的病證。

腧穴 —— 肩貞

　　肩貞，肩關節後下方，臂內收時，腋後紋頭上 1 寸。主治肩背疼痛，手臂麻痛，瘰癧；耳鳴。

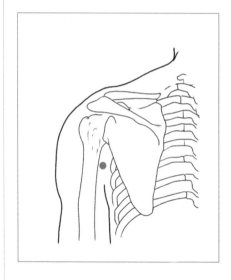

肩貞

【穴　義】小腸經氣血由此上行陽氣所在的天部層次。

【名　解】肩，表明穴位所在部位為肩部；貞，古代指貞卜問卦。肩貞穴名意指小腸經氣血由此上行陽氣所在的天部層次。本穴物質為小海穴蒸散上行的天部之氣，上行到本穴後，此氣冷縮而量少勢弱，氣血物質的火熱之性對天部層次氣血的影響作用不確定，如需問卜一般，故而得名。

【定　位】肩關節後下方，臂內收時，腋後紋頭上 1 寸。

【主　治】肩背疼痛，手臂麻痛，瘰癧；耳鳴。

【配　伍】配肩髎、曲池、肩井、手三里、合谷治上肢不遂。

【刺灸法】向外斜刺 1 ～ 1.5 寸，或向前腋縫方向透刺。

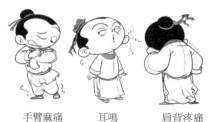

手臂麻痛　　耳鳴　　肩背疼痛

手太陽小腸經與腧穴

腧穴 —— 臑俞

臑俞，在肩部，當腋後紋頭直上，肩胛岡下緣凹陷中。為手太陽經、足太陽經、陽維脈、陽蹻脈交會穴。主治肩臂疼痛，瘰癧。

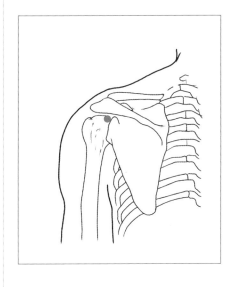

臑俞·手太陽經、足太陽經、陽維脈、陽蹻脈交會穴

【穴　義】天部中的水濕在此聚集。

【名　解】臑，動物的前肢；俞，輸。臑俞穴名意指手臂小部上行的陽氣在此聚集。因肩貞穴無氣血傳至本穴，穴內氣血是來自手臂下部各穴上行的陽氣聚集而成，故而得名。

【定　位】在肩部，當腋後紋頭直上，肩胛岡下緣凹陷中。

【主　治】肩背疼痛，手臂麻痛，瘰癧。

【配　伍】配肩髃、曲池治肩臂疼痛。

【刺灸法】向前直刺 1 ～ 1.2 寸，或向前腋縫方向透刺。寒則補之或灸之，熱則瀉之或水針。

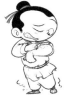

手臂麻痛

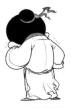

肩背疼痛

十二經脈與腧穴

足太陽膀胱經與腧穴

經絡循行

　　足太陽膀胱經在內眼角與手太陽小腸經銜接，聯繫目、鼻、腦等器官，屬於膀胱，聯絡腎，在足小趾與足少陰腎經相接。足太陽膀胱經首穴為睛明，末穴為至陰，一側為 67 個穴位，左右兩側共 134 穴。

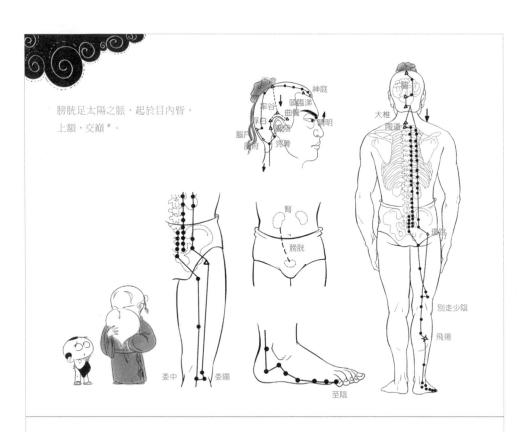

膀胱足太陽之脈，起於目內眥，上額，交巔*。

足太陽膀胱經，從內眼角開始（睛明），上行額部（攢竹、眉衝、曲差；會神庭、頭臨泣），交會於頭頂（五處、承光、通天；會百會）。
從頭頂入裡聯絡於腦，因出分開下行項後，沿肩胛部內側，扶脊柱，到達腰部，從背旁過臀部，向下，通過腓腸肌，出於外踝後，沿第 5 跖骨粗隆，至小趾外側端，與足少陰相接。

*巔：指頭頂最高處。

足太陽膀胱經與腧穴

病證表現

　　足太陽膀胱經屬於膀胱，聯絡腎，與心、腦有聯繫。此經異常會出現下列病證，頭重痛，眼睛似要脫出，後項似被牽引，脊背痛，腰好像要折斷，股關節不能彎曲，膕窩好似凝結，小腿似要裂開，外踝部可因氣血阻逆而發生厥冷、麻木、酸痛等證。

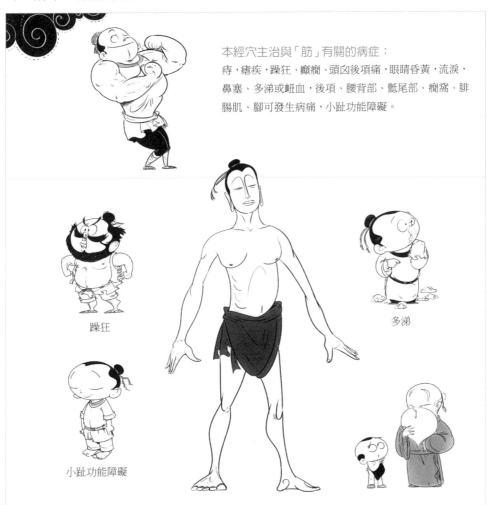

本經穴主治與「筋」有關的病症：
痔，瘧疾、躁狂、癲癇、頭囟後項痛，眼睛昏黃，流淚，鼻塞、多涕或衄血，後項、腰背部、骶尾部、膕窩、腓腸肌、腳可發生病痛，小趾功能障礙。

躁狂

多涕

小趾功能障礙

足太陽膀胱經與腧穴

腧穴

　　足太陽膀胱經一側 67 穴，10 穴分佈在頭項部，39 穴分佈在腰背部，18 穴分佈在下之後外側部，如睛明、攢竹、承光、天柱、大杼、肺俞、魂門、三焦俞、會陽、胞肓、至陰等。本經腧穴主治頭、項、目、背、腰、下肢部

足太陽經六十七，睛明目內紅肉藏，

攢竹眉衝與曲差，五處寸半上承光，

通天絡卻玉枕昂，天柱後際大筋外，

大杼背部第二行，風門肺俞厥陰四，

心俞督俞膈俞強，肝膽脾胃俱挨次，

三焦腎俞海大腸，關元小腸到膀胱，

中膂白環仔細量，自從大杼到白環，

各各節外寸半長，上膠次膠中復下，

一空二空腰髁當，會陽陰尾骨外取，

附分夾脊第三行，魄戶膏肓與神堂，

譩譆膈關魂門九，陽綱意舍仍胃倉，

肓門志室胞肓續，二十椎下秩邊場，

承扶臀橫紋中央，殷門浮郄到委陽，

委中合陽承筋是，承山飛揚踝跗陽，

崑崙僕參連申脈，金門京骨束骨忙，

通骨至陰小指旁，一百三十四穴詳。

足太陽膀胱經圖

至陰	井
通谷	滎
束骨	輸
崑崙	經
委中	合
京骨	原
飛陽	絡
金門	郄

及神志病；背部第一側線的背俞穴及第二側線相平的腧穴，主治與其相關的增
幅病症和有關的組織器官病症。

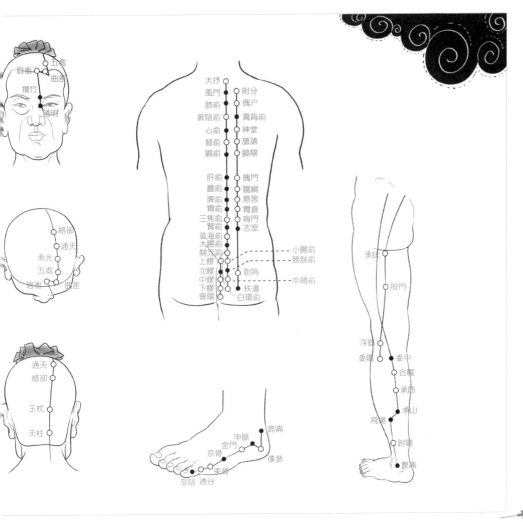

足太陽膀胱經與腧穴

腧穴 —— 睛明

　　睛明，面部，目內眥角稍上方凹陷處。為手太陽經、足太陽經、足陽明經、陰蹻脈、陽蹻脈交會穴。本穴主治近視，目視不明，目赤腫痛，迎風流淚，夜盲，色盲，目翳，急性腰痛等證。

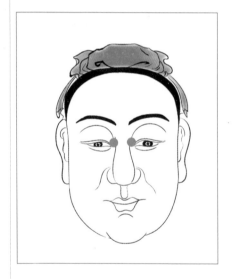

睛明·手太陽經、足太陽經、足陽明經、陰蹻脈、陽蹻脈交會穴

【穴　義】膀胱經之血由此交於眼睛。

【名　解】睛，指穴所在部位及穴內氣血的主要作用對象是眼睛；明，有光明穴之意。睛明穴名意指眼睛接受膀胱經的氣血而變得光明。本穴為足太陽膀胱經之第一穴，其氣血來源為體內膀胱經吸熱上行的氣態物所化之液，亦即是血。膀胱經之血由本穴提供於眼睛，眼睛受血而能視，變得明亮清澈，故名睛明。

【定　位】面部，目內眥角稍上方凹陷處。

【主　治】近視，目視不明，目赤腫痛，迎風流淚，夜盲，色盲，目翳，急性腰痛等證。

【配　伍】配光明、球後治目視不明。

【刺灸法】患者閉目，醫者押手輕輕固定眼球，刺手持針，於眶緣和眼球之間緩慢直刺0.5～1寸，不宜提插捻轉，以防刺破血管引起血腫；不宜用灸。

急性腰痛　　近視　　迎風流淚

腧穴 —— 攢竹

攢竹，在面部，當眉頭陷中，眶上切跡處。主治頭痛，眉棱骨痛；目視不明，目赤腫痛，頭痛，眼瞼瞤動，眼瞼下垂，迎風流淚；面癱，面痛；腰痛。

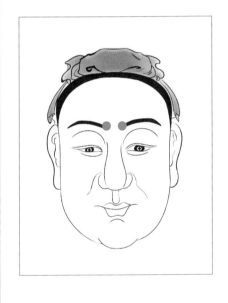

攢竹

【穴　義】膀胱經濕冷水氣由此上行。

【名　解】攢，聚集；竹，山林之竹。攢竹名意指膀胱經濕冷水氣由此吸熱上行。本穴物質為睛明上傳而來的水濕之氣，因其性寒而為吸熱上行，與睛明穴內提供的水濕之氣相比，由本穴上行的水濕之氣量小，如同捆紮聚集的竹桿小頭一般，故名攢竹。

【定　位】在面部，當眉頭陷中，眶上切跡處。

【主　治】頭痛，眉棱骨痛；目視不明，目赤腫痛，頭痛，眼瞼瞤動，眼瞼下垂，迎風流淚；面癱，面痛；腰痛。

【配　伍】配陽白治口眼喎斜、眼瞼下垂。

【刺灸法】平刺 0.5 ～ 0.8 寸，寒則補之，熱則瀉之。

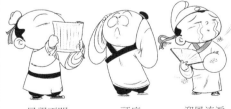

目視不明　　頭痛　　迎風流淚

腧穴 —— 委中

委中，在橫紋中點，當肱二頭肌腱與半肌腱的中間。為足太陽膀胱經的合穴及膀胱下合穴。主治腰痛，下肢痿痹；腹瀉，吐瀉；小便不利，遺尿；丹毒，癮疹，皮膚瘙癢，疔瘡等證。

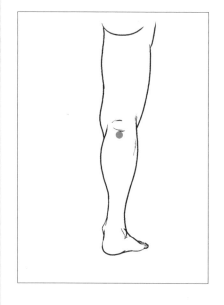

委中 · 合穴，膀胱下合穴

【穴　義】膀胱經的濕熱水氣在此聚集。

【名　解】委，堆積；中，指穴內氣血所在為天、人、地三部的中部。委中穴名意指膀胱經的濕熱水氣在此聚集。本穴物質為膀胱經膝下部各穴上行的水濕之氣，為吸熱後的上行之氣，在本穴為聚集之狀，故而得名。

【定　位】在膕橫紋中點，當肱二頭肌腱與半腱肌腱的中間。

【主　治】腰痛，下肢痿痹；腹瀉，吐瀉；小便不利，遺尿；丹毒，癮疹，皮膚瘙癢，疔瘡等證。

【配　伍】配足三里、三陰交治股膝內痛；配大腸俞治腰痛。

【刺灸法】直刺 1 ～ 1.5 寸，或用三棱針點刺膕靜脈出血。

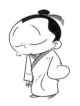

腰痛

吐瀉

小便不利

腧穴 —— 承山

承山，在小腿後面正中，委中與崑崙之間，當伸直小腿或足跟上提時腓腸肌肌腹下出現三角形凹陷處。主治痔，便秘；腰腿拘急疼痛，腳氣。

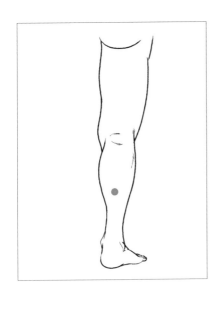

承山

【穴　義】隨膀胱經經水下行的脾土微粒在此固化。

【名　解】承，承受、承托。山，土石之大堆，此指穴內物質為脾土。承山穴名意指隨膀胱經經水下行的脾土微粒在此固化。本穴物質為隨膀胱經經水上行而來的脾土與水液的混合物，行至本穴後，水液氣化而乾燥的脾土微粒則沉降穴周，沉降的脾土堆積如大山之狀，故名承山。

【定　位】在小腿後面正中，委中與崑崙之間，當伸直小腿或足跟上提時腓腸肌肌腹下出現三角形凹陷處。

【主　治】痔，便秘；腰腿拘急疼痛，腳氣。

【配　伍】配大腸俞治痔。

【刺灸法】直刺 1 ～ 2 寸。寒濕則先瀉後補或補之灸之，風熱則瀉之或水針。

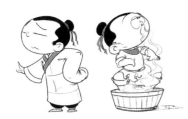

腰腿拘急疼痛　　腳氣　　　便秘

足太陽膀胱經與腧穴

腧穴 —— 申脈

申脈，在足外側部，外踝直下方凹陷中。為八脈交會穴，通陽蹻脈。主治頭痛，眩暈，失眠，嗜臥，癲狂癇；目赤痛，眼瞼下垂；腰腿痛，項強，足外翻。

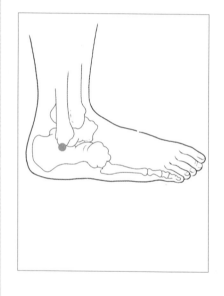

申脈‧八脈交會穴‧通陽蹻脈

【穴　義】天部中的水濕在此聚集。

【名　解】申，八卦中屬金，此指穴內物質為肺金特性的涼濕之氣。脈，脈氣。申脈穴名意指膀胱經的氣血在此變為涼濕之性。本穴物質為來自膀胱經金門以下各穴上行的天部之氣，其性偏熱（相對於膀胱經而言），與肺經氣血同性，故名申脈。

【定　位】在足外側部，外踝直下方凹陷中。

【主　治】頭痛，眩暈，失眠，嗜臥，癲狂癇；目赤痛，眼瞼下垂；腰腿痛，項強，足外翻。

【配　伍】配腎俞、肝俞、百會治眩暈。

【刺灸法】向前直刺 1 ～ 1.2 寸，或向前腋縫方向透刺。寒則補之或灸之，熱則瀉之或水針。

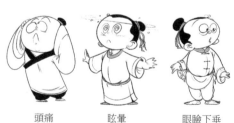

頭痛　　　眩暈　　　眼瞼下垂

足少陰腎經與腧穴

經絡循行

　　足少陰腎經在足小趾與足太陽膀胱經銜接，聯繫咽喉、舌等器官，屬腎，聯絡膀胱，貫通肝，進入肺，聯絡心，在胸中與手厥陰心包經相接。

　　足少陰腎經首穴為湧泉，末穴為俞府，左右各 27 穴，共 54 穴。

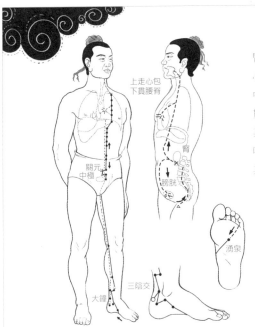

上走心包
下貫腰脊

心

腎

膀胱

關元
中極

三陰交

大鐘

湧泉

腎足少陰之脈，起於小指之下，斜走 * 足心，出於然骨 * 之下，循內踝之後，別入跟中 *，以上腨內，出膕內廉，上股內後廉，貫脊 * 屬腎，絡膀胱。

其直者，從腎，上貫肝、膈，入肺中，循喉嚨，挾舌本。

其支者：從肺出，絡心，注胸中。

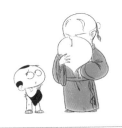

　　足少陰腎經，起始於足小趾下面，斜行於足心（湧泉），出於舟骨粗隆下（然谷、照海、水泉），沿內踝後緣（太溪），分支進入足跟中（大鐘），向上沿小腿內側後緣（復溜、交信；會三陰交），出膕窩內側（築賓、陰谷），上大腿內後側，穿過脊柱（會長強），屬於腎，絡於膀胱（肓俞、中注、四滿、氣穴、大赫、橫骨；會關元、中極）。

　　本經脈直行於腹腔內，從腎上行，穿過肝和膈肌，進入肺，沿喉嚨，到舌根兩旁。

　　本經脈一分支從肺中分出，絡於心，流注於胸中，接手厥陰心包經。

* 斜走：從小趾下斜行走向足心湧泉穴。* 然骨：指內踝前突起的舟骨粗隆。* 別入跟中：意指分出一支進入腳跟中。
* 貫脊：指由長強穴沿脊上行，先屬腎，再下絡膀胱，其穴位即當肓俞向下至橫骨。

足少陰腎經與腧穴

病證表現

　　足少陰腎經屬於腎，聯絡膀胱，與肝、肺、心有直接聯繫。此經異常會出現下列病證：飢餓卻不想進食，面色黯黑如漆炭，咳嗽，氣喘，且痰中帶血；視線模糊，驚恐不安，有似飢餓感的虛弱表現；有厥冷和酸痛感。

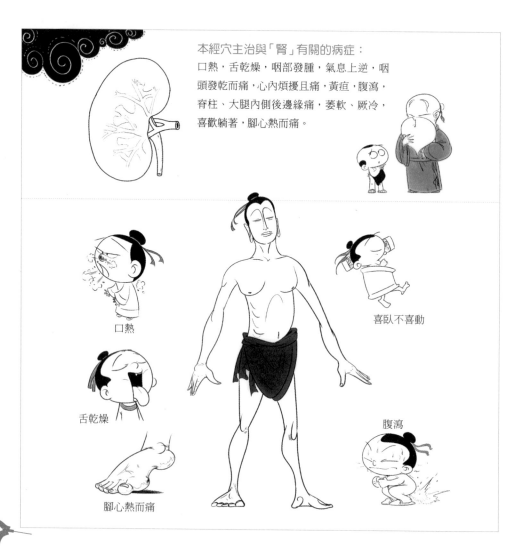

本經穴主治與「腎」有關的病症：
口熱，舌乾燥，咽部發腫，氣息上逆，咽頭發乾而痛，心內煩擾且痛，黃疸，腹瀉，脊柱、大腿內側後邊緣痛，萎軟、厥冷，喜歡躺著，腳心熱而痛。

口熱

喜臥不喜動

舌乾燥

腹瀉

腳心熱而痛

足少陰腎經與腧穴 *

腧穴

　　足少陰腎經一側 27 處腧穴，10 穴分佈在下肢內側面，17 穴分佈在胸腹部第一側線，如湧泉、然谷、太溪、大鐘、水泉、復溜、陰谷、幽門、神封、靈墟、神藏、或中、俞府等。本經腧穴主治婦科病、泌尿生殖系統、神經精神病症、呼吸系統、消化系統和循環系統的某些病症，以及本經循行部位的一些病症。

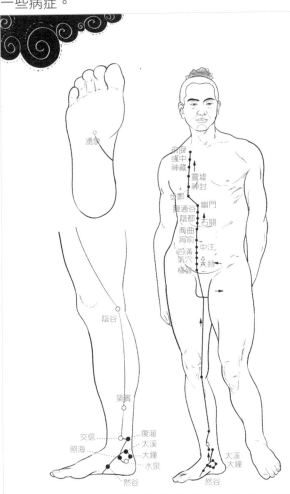

足少陰穴二十七，湧泉然谷太溪溢，
大鐘水泉通照海，復溜交信築賓實，
陰谷膝內跗骨後，以上從足走至膝，
橫骨大赫聯氣穴，四滿中注肓俞臍，
商曲石關陰都密，通谷幽門寸半闢。
折量腹上分十一，步廊神封膺靈墟，
神藏或中俞府畢。

足太陰腎經圖

湧泉	井
然谷	滎
太溪	輸
復溜	經
陰谷	合
太溪	原
大鐘	絡
水泉	郄

＊本經胸部各穴不宜深刺，以免傷及內臟。

足少陰腎經與腧穴

腧穴 —— 湧泉

湧泉，位於足底部，捲足時前部凹陷處，為全身腧穴最下部。本穴主治頭項痛，頭暈，眼花，小兒驚風，失眠；小便不利，便秘；足心熱；舌乾，咽喉腫痛，失音等。

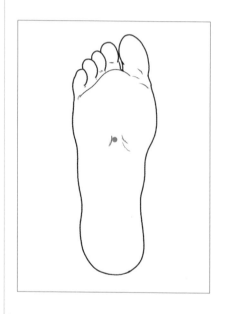

湧泉·井穴

【穴　義】體內腎經的經水由此外湧而出。

【名　解】湧，外湧而出之意；泉，指泉水。該穴名意指體內腎經的經水由此外湧而出於體表。湧泉穴是腎經的第一穴，聯通腎經的體內、體表經脈，腎經體內經脈中的高溫高壓之水由此處外湧而出，故而得名。

【定　位】在足底部，當捲足時前部凹陷處，大約在第 2、3 趾趾縫紋頭端與足跟連線的前 1/3 與後 2/3 交點上。

【主　治】頭項痛，頭暈，眼花，小兒驚風，失眠；小便不利，便秘；足心熱；舌乾，咽喉腫痛，失音等。

【配　伍】配然谷治喉痺；配陰陵泉治熱病挾臍急痛、胸脅滿；配太衝、百會治頭項痛；配水溝、照海治癲癇。

【刺灸法】直刺 0.5 ～ 0.8 寸；可艾灸。寒則先瀉後補或單瀉之，熱則補之。

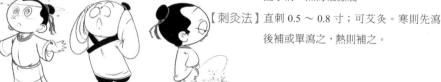

頭暈　　　　頭項痛　　　　小便不利

足少陰腎經與腧穴

腧穴 —— 復溜

　　復溜，別名伏白、昌陽，在小腿內側。足少陰腎經的經穴。本穴主治水腫，腹脹，泄瀉；盜汗，熱病無汗或汗出不止；下肢痿痹等症。

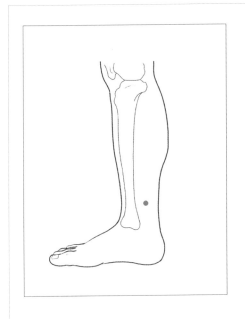

復溜·經穴

【穴　義】腎經的水濕之氣在此再次吸熱蒸發上行。

【名　解】復，再也；溜，悄悄散失。復溜名意指腎經的水濕之氣在此處再次吸熱蒸發上行。本穴物質是照海穴傳輸而來的寒濕水氣，上行至本穴後再次吸收天部之熱而蒸騰上升，氣血散失如溜走一樣，所以得名復溜。

【定　位】在小腿內側，太溪直上 2 寸，跟腱前方。取穴時，患者正坐垂足或仰臥位。

【主　治】水腫，腹脹，泄瀉；盜汗，熱病無汗或汗出不止；下肢痿痹等症。

【配　伍】配後溪、陰郄穴治盜汗不止；配中極、陰谷治癃閉＊。

【刺灸法】刺法：直刺 0.8 ～ 1 寸，局部酸脹，有麻電感向足底放散。灸法：艾炷灸或溫針灸 3 ～ 5 壯，艾條溫灸 5 ～ 10 分鐘。

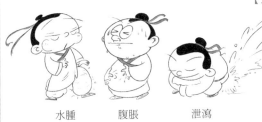

水腫　　　腹脹　　　泄瀉

＊癃閉：因腎和膀胱氣化功能失調而導致的以排尿困難，總尿量明顯減少，小便點滴而出，甚則閉塞不通為臨床特徵的一種病證。小便不利，點滴而短少，病勢較緩的稱為「癃」；小便閉塞，點滴全無，病勢較急的稱為「閉」。

經絡循行

　　手厥陰心包經在胸中與足少陰腎經銜接，聯繫的臟腑器官有心包，聯絡三焦，在環指端與手少陽三焦經相接。經脈分佈於胸脅、上肢內側中間、掌中、中指。它的絡脈、經別分別與其內外相連，經筋大體分佈在經脈的外部。

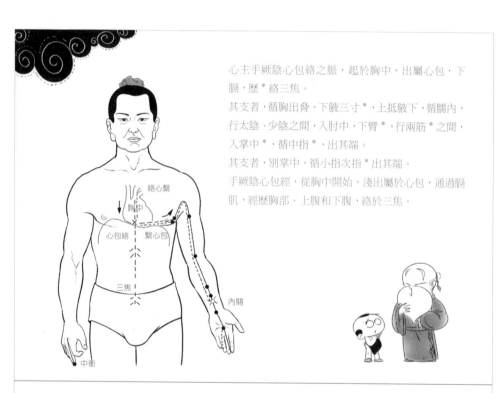

心主手厥陰心包絡之脈，起於胸中，出屬心包，下膈，歷*絡三焦。

其支者，循胸出脅，下腋三寸*，上抵腋下，循臑內，行太陰、少陰之間，入肘中，下臂*，行兩筋*之間，入掌中*，循中指*，出其端。

其支者，別掌中，循小指次指*出其端。

手厥陰心包經，從胸中開始，淺出屬於心包，通過膈肌，經歷胸部、上腹和下腹，絡於三焦。

它的支幹脈：

沿胸內出脅部，當腋下三寸處（天池）向上到腋下，沿上臂內側（天泉），行於手太陰、手少陰之間，進入肘中（曲澤），下向前臂，走兩筋（橈側腕屈肌腱與掌長肌腱）之間（郄門、間使、內關、大陵），進入掌中（勞宮），沿中指橈側出於末端（中衝）。

它的支脈：

從掌中分出，沿環指出於末端，接手少陽三焦經。

＊歷：經歷。＊下腋三寸：距腋下三寸，與乳頭相平處，是天池穴。＊下臂：指前臂。＊兩筋：指橈側腕屈肌腱與掌長肌腱之間。＊掌中：即勞宮穴所在處。＊中指：中指的橈側。＊小指次指：環指。

手厥陰心包經與腧穴

病證表現

　　手厥陰心包經屬於心包，聯絡三焦。本經發生的病症主要表現為手心熱，臂肘攣急，腋下腫脹，甚至胸脅脹滿，胸悶，心悸，面赤，眼睛昏黃，嘻笑不止。

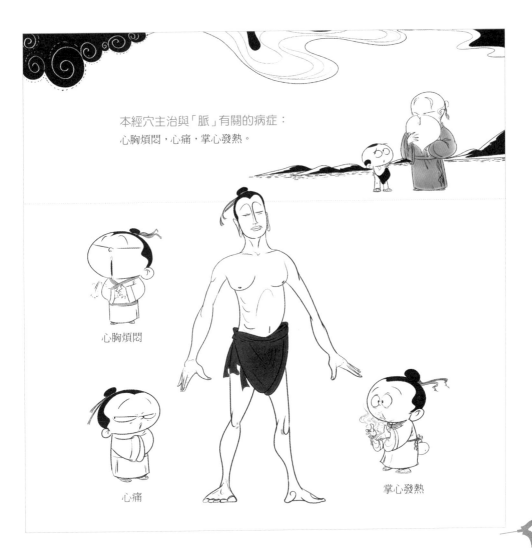

本經穴主治與「脈」有關的病症：
心胸煩悶，心痛，掌心發熱。

心胸煩悶

心痛

掌心發熱

十二經脈與腧穴

腧穴

手厥陰心包經一側9穴，1穴在胸前，8穴分佈在上肢內側。首穴天池，其下分別為天泉、曲澤、郄門、間使、內關、大陵、勞宮，末穴為中衝。本經腧穴主治胸、心等循環系統病症、神經精神方面的病症，以及本經脈所過部位的病症。

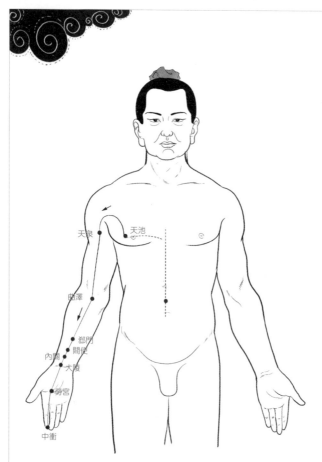

九穴心包手厥陰，
天池天泉曲澤深，
郄門間使內關對，
大陵勞宮中衝侵。

手厥陰心包經圖

中衝　井

勞宮　滎

大陵　輸

間使　經

曲澤　合

內關　絡

郄門　郄

腧穴 —— 內關

內關，在前臂掌側，曲澤與大陵的連線上。絡穴，為八脈交會穴之一，通陰維脈。本穴主治心痛，心悸，胸悶；眩暈，癲癇，失眠，偏頭痛；胃痛，呃逆，嘔吐；肘臂攣痛等症。

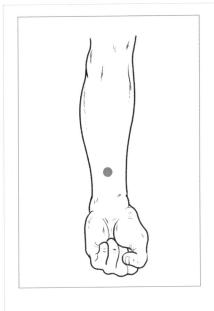

內關·絡穴，為八脈交會穴之一，通陰維脈

【穴　　義】心包經的體表經水由此注入體內。

【名　　解】內，內部；關，關卡。內關名意指心經的體表經水由此注入體內。本穴物質為間使穴傳來的地部經水，流至本穴後由本穴地部孔隙從地之表部注入心包經的體內經脈，心包經體內經脈經水的氣化之氣無法從本穴的地部孔隙外出體表，如被關卡阻擋一般，故名內關。

【定　　位】在前臂掌側，當曲澤與大陵的連線上，腕橫紋上 2 寸，掌長肌腱與橈側腕屈肌腱之間。取穴時應要求患者正坐或仰臥，仰掌。

【主　　治】治心痛，心悸，胸悶；眩暈，癲癇，失眠，偏頭痛；胃痛，呃逆，嘔吐；肘臂攣痛等證。

【配　　伍】配公孫穴治肚痛；配膈俞治胸滿肢腫；配中脘、足三里治胃脘痛、嘔吐、呃逆；配外關、曲池治上肢不遂、手振顫。

【刺灸法】直刺 0.5 ～ 1 寸；可灸。寒則通之或補針多留或灸，熱則瀉之或水針。

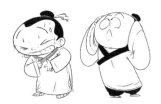

胸悶，心悸　　偏頭痛　　嘔吐

腧穴 —— 勞宮

勞宮，在手掌心，第 2、3 掌骨間而偏於第 3 掌骨。本穴主治口瘡，口臭，鼻衄；癲狂癇，卒中昏迷，中暑；心痛，嘔吐等症。

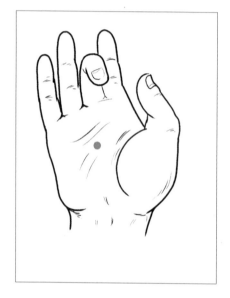

勞宮・滎穴

【穴　義】心包經的高熱之氣在此帶動脾土中的水濕氣化為氣。

【名　解】勞，勞作；宮，宮殿。勞宮名意指心包經的高熱之氣在此帶動脾土中的水濕氣化為氣。本穴物質為中衝穴傳來的高溫乾燥之氣，行至本穴後，此高溫之氣傳熱於脾土，使脾土中的水濕亦隨之氣化，穴內的地部脾土未受其氣血之生反而付出其濕，如人之勞作付出一般，故名勞宮。

【定　位】在手掌心，當第 2、3 掌骨之間偏於第 3 掌骨，握拳屈指的中指尖處。

【主　治】口瘡，口臭，鼻衄；癲狂癇，卒中昏迷，中暑；心痛，嘔吐等。

【配　伍】配後溪治三消、黃疸；配湧泉治癲癇。

【刺灸法】直刺 0.3～0.5 寸。寒則補之，熱則瀉之。

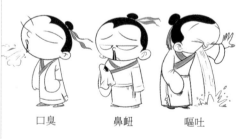

口臭　　　鼻衄　　　嘔吐

手厥陰心包經與腧穴

腧穴 —— 中衝

　　中衝，在手中指末節尖端中央。本穴主治卒中昏迷，中暑，小兒驚風，熱病；心煩，心痛；舌強腫痛。

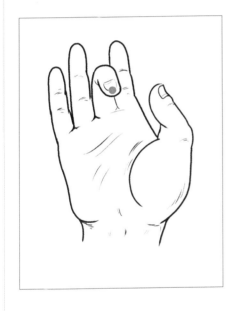

中衝・井穴

【穴　義】體內心包經的高熱之氣由此衝出體表。

【名　解】中，與外相對，指穴內物質來自體內心包經。衝，衝射之狀也。中衝名意指體內心包經的高熱之氣由此衝出體表。本穴物質為體內心包經的高熱之氣，在由體內外出體表時是衝射之狀，故名中衝。

【定　位】在手中指末節尖端中央。取穴時需仰掌。

【主　治】卒中昏迷，中暑，小兒驚風，熱病；心煩，心痛；舌強腫痛等。

【配　伍】配內關、水溝治小兒驚風、中暑、卒中昏迷；配金津、玉液、廉泉治舌強不語、舌本腫痛。

【刺灸法】淺刺 0.1 寸；或用三棱針點刺出血。寒則點刺出血（血必為黑色或稀淡），熱則瀉針出氣（莫出其血）。

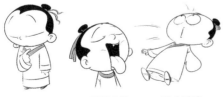

心煩，心痛　　舌強腫痛　　卒中昏迷

手少陽三焦經與腧穴

經絡循行

　　手少陽三焦經在環指與手厥陰心包經銜接，聯繫耳、目等臟腑器官，屬於三焦，聯絡心包，在目外眥與足少陽膽經相接。經別下走三焦，散於胸中。經筋結於腕、肘部，上肩，又繫舌，上曲牙，循耳前，上乘頷，屬目外眥，結於額角。

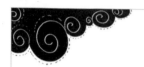

三焦手少陽之脈，起於小指次指之端，上出兩指之間，循手表腕，出臂外兩骨之間，上貫肘，循臑外上肩，而交出足少陽之後，入缺盆，佈膻中＊，散絡心包，下膈，循屬三焦＊。

其支者，從膻中上出缺盆，上項，繫＊耳後，直上出耳上角，以屈下頰至頔＊。

其支者，從耳後入耳中，出走耳前，過客主人＊，前交頰，至目銳眥＊。

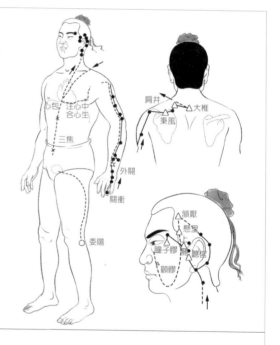

　　手少陽三焦經，起始於環指末端（關衝），上行小指與環指之間（液門），沿著手背（中渚、陽池），出於前臂伸側兩骨（尺骨、橈骨）之間（外關、支溝、會宗、三陽絡、四瀆），向上通過肘尖（天井），沿上臂外側（清冷淵、消濼），向上通過肩部（臑會、肩髎），交出足少陽經的後面（天髎，會秉風、肩井、大椎），進入缺盆，分佈於膻中，散絡心包，通過膈肌，廣泛遍屬於上、中、下三焦。

　　胸中支脈，從膻中上行，出鎖骨上窩，上向頸旁，聯繫耳後（天牖、翳風、瘈脈、顱息），直上出耳上方（角孫；會頷厭、懸厘、上關），彎下向面頰，至眼下（顴髎）。

　　耳後支脈，從耳後進入耳中，出走耳前（耳和髎、耳門；交聽會），經過上關前，交面頰，到外眼角（絲竹空；會瞳子髎），接足少陽膽經。

＊膻中：膻，音但，指胸內心臟之外、兩肺之間的部位。＊循屬三焦：指遍及上、中、下三焦。＊繫：音計，動詞，聯繫之意。＊頔：音拙，指目下顴部。＊客主人：指膽經上關穴。＊目銳眥：外眼角部。

手少陽三焦經與腧穴

病證表現

　　手少陽三焦經屬於三焦，聯絡心包。本經病症主要表現為耳聾，耳鳴，咽喉腫痛。

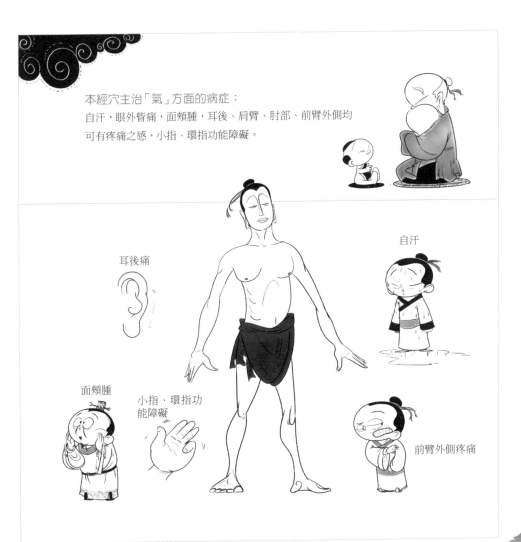

本經穴主治「氣」方面的病症：
自汗，眼外眥痛，面頰腫，耳後、肩臂、肘部、前臂外側均可有疼痛之感，小指、環指功能障礙。

耳後痛

自汗

面頰腫

小指、環指功能障礙

前臂外側疼痛

手少陽三焦經與腧穴

腧穴

　　本經一側 23 穴，13 穴分佈在上肢外側，10 穴分佈在頭、項、肩部。
首穴關衝，其後為液門、中渚、陽池、外關、支溝、會宗、三陽絡、四瀆、
天井、清冷淵、消濼、臑會、肩髎、天髎、天牖、翳風、瘈脈、顱息、角孫、
耳門、耳和髎，末穴為絲竹空。本經腧穴主治側頭、耳、目、咽喉、胸脅病，
熱病及經脈循行部位的其他病證。

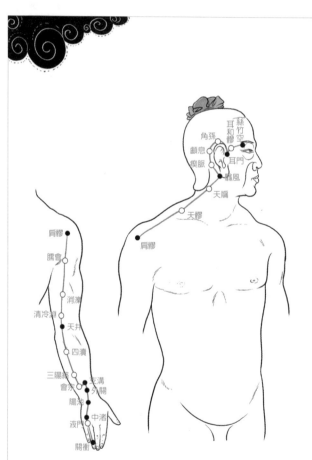

二十三穴手少陽，
關衝液門中渚旁，
陽池外關支溝正，
會宗三陽四瀆長，
天井清冷淵消濼，
臑會肩髎天髎堂，
天牖翳風瘈脈青，
顱息角孫絲竹張，
和髎耳門聽有常。

手少陽三焦經圖

關衝	井
液門	榮
中渚	輸
支溝	經
天井	合
陽池	原
外關	絡
會宗	郄

腧穴 —— 關衝

關衝，在手環指末節尺側，為井穴。本穴主治熱病，暈厥，中暑；頭痛，目赤，耳聾，咽喉腫痛等。

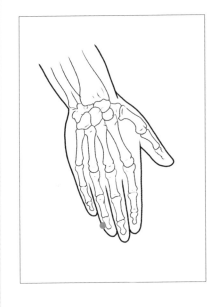

關衝・井穴

【穴　義】三焦經體內經脈的溫熱水氣由此外衝體表經脈。

【名　解】關，關卡；衝，衝射之狀。關衝名意指三焦經體內經脈的溫熱水氣由此外衝體表經脈，陰性水液被關卡於內。本穴物質為來自三焦經體內經脈外衝而出的溫熱水氣，而液態物由於壓力不足不能外出體表，如被關卡一般，故名關衝。

【定　位】在手環指末節尺側，距指甲角 0.1 寸（指寸）。

【主　治】熱病，暈厥，中暑；頭痛，目赤，耳聾，咽喉腫痛等。

【配　伍】配內關、人中治中暑、暈厥。

【刺灸法】淺刺 0.1 寸，或用三棱針點刺出血；可灸。寒則點刺出血，熱則瀉針出氣。

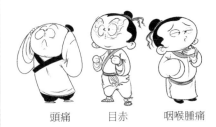

頭痛　　目赤　　咽喉腫痛

腧穴 —— 外關

外關，在前臂背側，為絡穴、八脈交會穴之一。本穴主治熱病，頭痛，目赤腫痛，耳鳴，耳聾；胸脅痛；上肢痿痺等。

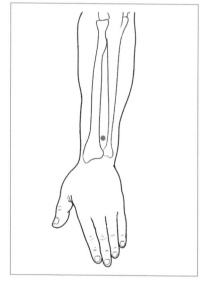

外關・絡穴

【名　解】外，外部也；關，關卡也。該穴名意指三焦經氣血在此脹散外行，外部氣血被關卡不得入於三焦經。本穴物質為陽池穴傳來的陽熱之氣，行至本穴後因吸熱而進一步脹散，脹散之氣由穴內出於穴外，穴外的氣血物質無法入於穴內，外來之物如被關卡一般，故名外關。

【定　位】位於前臂背側，當陽池與肘尖的連線上，腕背橫紋上 2 寸，尺骨與橈骨之間。取穴時採用正坐或仰臥，俯掌。

【主　治】熱病，頭痛，目赤腫痛，耳鳴，耳聾；胸脅痛；上肢痿痺等。

【配　伍】配足臨泣治頸項強痛、肩背痛；配大椎、曲池治外感熱病；配陽陵泉治脅痛。

【刺灸法】直刺 0.5 ～ 1 寸；可灸。寒則補之灸之，熱則瀉針出氣。

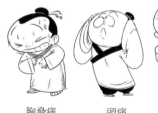

胸脅痛　　　頭痛　　　目赤腫痛

腧穴 —— 翳風

翳風，在耳垂後，乳突與下頜角之間的凹陷處。本穴主治耳鳴，耳聾，聤耳；口眼喎斜，牙關緊閉，齒痛，呃逆，瘰癧，頰腫等。

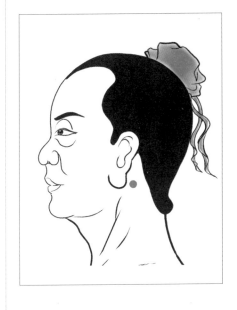

翳風

【穴　義】三焦經經氣在此化為天部的陽氣。

【名　解】翳，用羽毛做的華蓋穴，為遮蔽之物，此指穴內物質為天部的衛外陽氣；風，穴內之氣為風行之狀。該穴名意指三焦經經氣在此化為天部的陽氣。本穴物質為天牖穴傳來的熱脹風氣，到本穴後，熱脹風氣勢弱緩行而化為天部的衛外陽氣，衛外陽氣由本穴以風氣的形式輸向頭之各部，故而得名。

【定　位】位於耳垂後方，當乳突與下頜角之間的凹陷處。

【主　治】耳鳴，耳聾，聤耳；口眼喎斜，牙關緊閉，齒痛，呃逆，瘰癧，頰腫等。

【配　伍】配地倉穴、承漿穴、水溝穴、合谷穴治口噤不開。

【刺灸法】直刺 0.8～1 寸；可灸，勿直接灸。寒則補之灸之，熱則瀉針出氣。

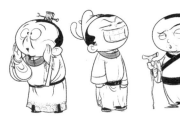

頰腫　　　牙關緊閉　　　耳聾

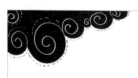

足少陽膽經與腧穴

經絡循行

　　足少陽膽經在目外眥與手少陽三焦經銜接，聯繫的臟腑器官有目、耳，屬膽，聯絡肝，在足大趾甲後與足厥陰肝經相接。

膽足少陽之脈，起於目銳眥，上抵頭角＊，下耳後，循頸，行手少陽之前，至肩上，卻交出手少陽之後＊，入缺盆。

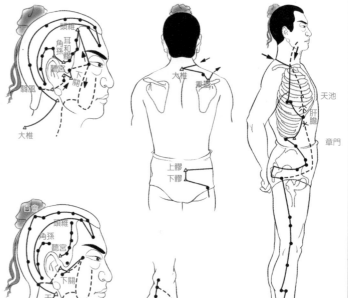

足少陽膽經，從外眼角開始（瞳子髎），上行到額角（頷厭、懸顱、懸厘、曲鬢，會頭維、耳和髎、角孫），下耳後（率谷、天衝、浮白、頭竅陰、完骨、本神、陽白、頭臨泣、目窗、正營、承靈、腦空、風池），沿頸側部，行手少陽三焦經之前（經天容），至肩上退後，交出手少陽三焦經之後（會大椎，經肩井，會秉風），進入缺盆（鎖骨上窩）。

＊頭角：指額結節部，一般稱額角，顳骨部又泛稱耳上角。
＊交出手少陽之後：指本條經脈經過肩井，會大椎、秉風，而在手少陽天髎之後進入缺盆。

足少陽膽經與腧穴

病證表現

足少陽膽經屬於膽,聯絡肝,與心有聯繫。本經病症主要表現為頭痛,額痛,目眩,目外眥痛,缺盆部腫痛,腋下腫痛,胸脅、股及下肢外側痛,足小趾、次趾不用,口苦,黃疸,脅肋疼痛,善太息,瘧疾,惱怒,驚悸,虛怯,失眠等。

本經穴主治「骨」方面所發生的病症:

頭痛,顳痛,眼睛外眥痛,缺盆中腫痛,腋下腫;自汗出,戰慄發冷,瘧疾,胸部、脅肋、大腿及膝部外側以至小腿腓骨下段(絕骨)、外踝的前面,以及各骨節都酸痛,足三趾功能活動受限。

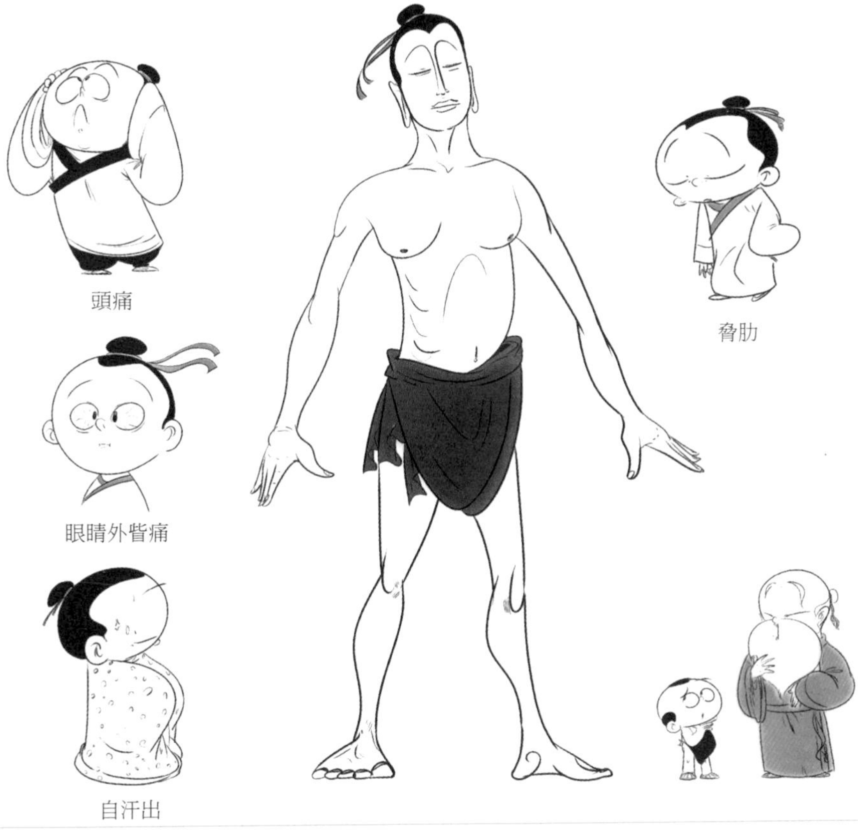

頭痛

脅肋

眼睛外眥痛

自汗出

腧穴

　　本經一側 44 處腧穴，15 穴分佈在下肢外側面，8 穴在髖、側腹、側胸部，21 穴在頭面、項、肩部。如瞳子髎、聽會、上關、頷厭、懸顱、懸厘、曲鬢、率谷、天衝、頭臨泣、風池、肩井、環跳、風市、中瀆、陽陵泉、陽交、外丘、懸鐘、足臨泣、足竅陰等。本經腧穴主治頭、目、咽喉、肝膽病，神志病，熱病及經脈循行部位的其他病證。

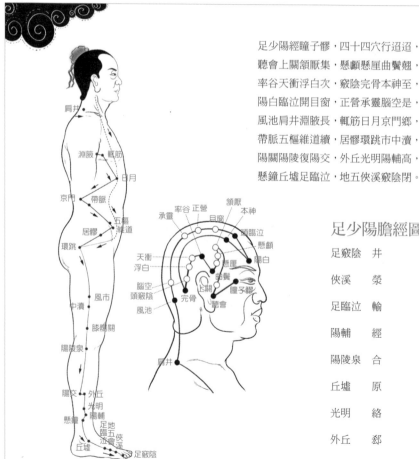

足少陽經瞳子髎，四十四穴行迢迢，
聽會上關頷厭集，懸顱懸厘曲鬢翹，
率谷天衝浮白次，竅陰完骨本神至，
陽白臨泣開目窗，正營承靈腦空是，
風池肩井淵腋長，輒筋日月京門鄉，
帶脈五樞維道續，居髎環跳市中瀆，
陽關陽陵復陽交，外丘光明陽輔高，
懸鐘丘墟足臨泣，地五俠溪竅陰閉。

足少陽膽經圖

足竅陰	井
俠溪	滎
足臨泣	輸
陽輔	經
陽陵泉	合
丘墟	原
光明	絡
外丘	郄

腧穴 —— 瞳子髎

瞳子髎，在面部，目外眥旁，眶外側緣處。為足少陽膽經首穴，手太陽經、手足少陽經交會穴。本穴主治頭項強痛，腰背痛；目赤，耳聾，咽喉腫痛，癲狂癇；盜汗，瘧疾；手指及肘臂攣急。

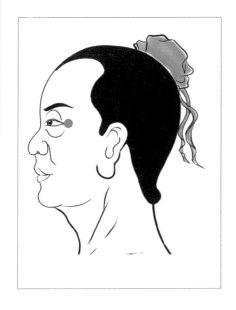

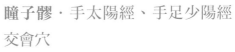

瞳子髎·手太陽經、手足少陽經交會穴

【穴　義】穴外天部的寒濕水氣在此匯集穴內後冷降歸地。

【名　解】瞳子髎，指眼珠中的黑色部分，為腎水所主之處，此指穴內物質為腎水特徵的寒濕水氣。髎，孔隙。該穴名意指穴外天部的寒濕水氣在此匯集後冷降歸地。本穴為膽經頭面部的第一穴，膽及其所屬經脈主半表半裡，在上焦主降，在下焦主升，本穴的氣血物質即是匯集頭面部的寒濕水氣後從天部冷降至地部，冷降的水滴細小如從孔隙中散落一般，故而得名。

【定　位】該穴位於面部，目外眥旁，當眶外側緣處。取穴時可採用正坐或仰臥姿勢。

【主　治】目赤腫痛，目翳，青盲，口喝；頭痛。

【配　伍】配合谷穴、臨泣、睛明治目生內障；配少澤治婦人乳腫。

【刺灸法】直刺或平刺 0.3～0.5 寸。

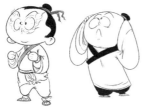

目赤腫痛　　頭痛

足少陽膽經與腧穴

腧穴 —— 風池

　　風池，在項部，當枕骨之下。為足少陽、陽維脈交會穴。本穴主治頭痛，眩暈，失眠，癲癇，卒中；目赤腫痛，視物不明，鼻塞，鼻衄，鼻淵，耳鳴，咽喉腫痛；感冒，熱病，頸項強痛。

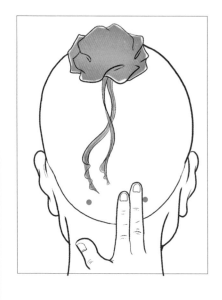

風池·足少陽、陽維脈交會穴

【穴　義】膽經氣血在此吸熱後化為陽熱風氣。

【名　解】風，指穴內物質為天部的風氣；池，屯聚水液之器，指穴內物質富含水濕。風池名意指有經氣血在此化為陽熱風氣。本穴物質為腦空穴傳來的水濕之氣，至本穴後，因受外部之熱，水濕之氣脹散並化為陽熱風氣輸散於頭頸各部，故名風池。

【定　位】在項部，當枕骨之下，與風府相平，胸鎖乳突肌與斜方肌上端之間的凹陷處。

【主　治】頭痛，眩暈，失眠，癲癇，卒中；目赤腫痛，視物不明，鼻塞，鼻衄，鼻淵，耳鳴，咽喉腫痛；感冒，熱病，頸項強痛。

【配　伍】配合谷、絲竹空治偏正頭痛；配百會、太衝、水溝、足三里、十宣治卒中。

【刺灸法】平刺 0.3 ～ 0.5 寸。

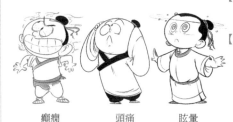

癲癇　　　頭痛　　　眩暈

腧穴 —— 陽陵泉

陽陵泉，位於小腿外側，當腓骨頭前下方凹陷處。為合穴，筋會穴。本穴主治黃疸，口苦，嘔吐，脅肋疼痛，下肢痿痺，膝臏腫痛，腳氣，肩痛，小兒驚風。

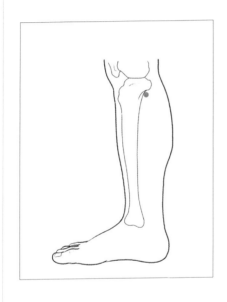

陽陵泉 · 合穴，筋會穴

【穴　義】膽經的地部水濕在此大量氣化。

【名　解】陽，陽氣；陵，土堆；泉，源源不斷。該穴名意指膽經的地部經水在此大量氣化。本穴物質為膝陽關穴飛落下傳的經水及膽經膝下部經脈上行而至的陽熱之氣，二氣交會後，隨膽經上揚的脾土塵埃吸濕後沉降於地，膽經上部經脈落下的經水亦滲入脾土之中，脾土固化於穴周，脾土中的水濕則大量氣化，本穴如同脾土塵埃的堆積之場和脾氣的生發之地，故而得名。

【定　位】位於小腿外側，當腓骨頭前下方凹陷處。

【主　治】黃疸，口苦，嘔吐，脅肋疼痛；下肢痿痺，膝臏腫痛，腳氣，肩痛；小兒驚風。

【配　伍】配曲池治半身不遂；配日月、期門、膽俞、至陽治黃疸、膽囊炎、膽結石；配足三里、上廉治胸脅痛。

【刺灸法】直刺 1 ～ 1.5 寸。

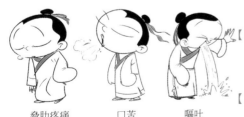

脅肋疼痛　　口苦　　嘔吐

足少陽膽經與腧穴

腧穴 —— 足臨泣

足臨泣,位於足背外側,足四趾第一趾節的後方。為輸穴,八脈交會穴。本穴主治偏頭痛,目赤腫痛,目眩,目澀;乳癰,乳脹,月經不調,脅肋疼痛,足跗腫痛,瘰癧,瘧疾。黃疸,口苦,嘔吐,脅肋疼痛,下肢痿痹,膝臏腫痛,腳氣,肩痛,小兒驚風。

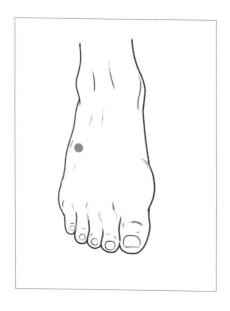

足臨泣·輸穴,八脈交會穴

【穴　義】膽經的水濕風氣在此化雨冷降。

【名　解】足,指穴在足部。臨,居高臨下之意。泣,淚。足臨泣名意指膽經的水濕風氣在此化雨冷降。本穴物質為丘墟穴傳來的水濕風氣,至本穴後水濕風氣化雨冷降,氣血的運行變化如淚滴從上滴落一般,故名足臨泣。

【定　位】在足背外側,當足四趾本節的後方,小趾伸肌腱的外側凹陷處。

【主　治】偏頭痛,目赤腫痛,目眩,目澀;乳癰,乳脹,月經不調;脅肋疼痛,足跗腫痛;瘰癧,瘧疾。

【配　伍】配三陰交治痹證;配三陰交、中極治月事不利。

【刺灸法】直刺 0.3 ～ 0.5 寸。

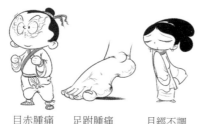

目赤腫痛　　足跗腫痛　　月經不調

足厥陰肝經與腧穴

經絡循行

　　足厥陰肝經在足大趾甲後與足少陽膽經銜接，聯繫的臟腑器官有陰器，目繫，喉嚨之後，頏顙，唇內，胃，肺，屬於肝，聯絡膽，在肺中與手太陰肺經相接。

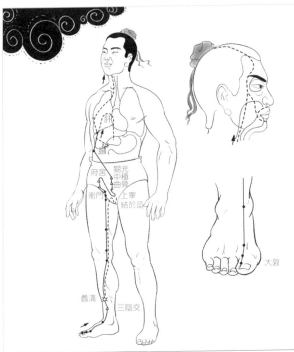

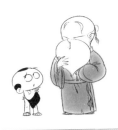

肝足厥陰之脈，起於大指叢毛*之際，上循足跗上廉，去內踝一寸，上踝八寸，交出太陰之後，上內廉，循股陰*，入毛中，環陰器，抵小腹，挾胃，屬肝，絡膽，上貫膈，佈脅肋，循喉嚨之後，上入頏顙*，連目繫，上出額，與督脈會於巔*。

大敦

肝

膻

府舍　關元
中極
曲骨
衝門　上髎
結於莖

蠡溝
三陰交

　　足厥陰肝經，從大趾背毫毛部開始（大敦），向上沿著足背內側（行間、太衝），離內踝一寸（中封）處，上循小腿內側（會三陰交，經蠡溝、中都），在內踝八寸處交出足太陰脾經之後，上膝內側（膝關、曲泉），沿著大腿內側（陰包、足五里、陰廉），進入陰毛中，環繞陰部，至小腹（急脈，會衝門、府舍、曲骨、中極、關元），夾胃旁邊，屬於肝，絡於膽（章門、期門）；向上通過膈肌，分佈脅肋部，沿氣管之後，向上進入頏顙（鼻咽部），連接目繫（眼與腦的聯繫），上行出於額部，與督脈交會於頭頂。

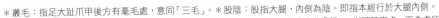

*叢毛：指足大趾爪甲後方有毫毛處，意同「三毛」。　*股陰：股指大腿，內側為陰。即指本經行於大腿內側。
*頏顙：指鼻咽部，喉頭以上至鼻後竅之間，又寫作「吭嗓」。　*巔：本字應寫作「顛」。指頭頂高處，百會處所在。

足厥陰肝經與腧穴

病證表現

足厥陰肝經屬於肝，聯絡膽，與肺、胃、腎、膈、眼、腦有聯繫。

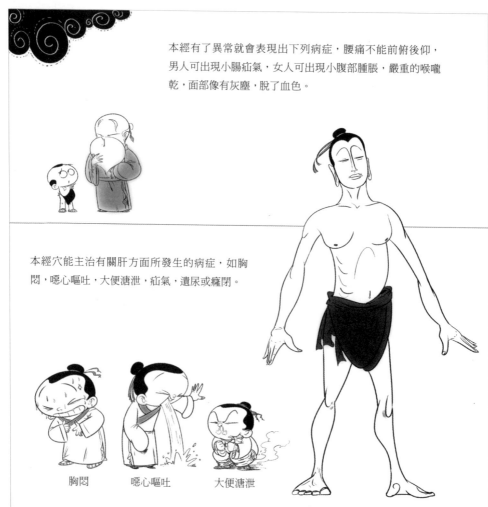

本經有了異常就會表現出下列病症，腰痛不能前俯後仰，男人可出現小腸疝氣，女人可出現小腹部腫脹，嚴重的喉嚨乾，面部像有灰塵，脫了血色。

本經穴能主治有關肝方面所發生的病症，如胸悶，噁心嘔吐，大便溏泄，疝氣，遺尿或癃閉。

胸悶　　噁心嘔吐　　大便溏泄

足厥陰肝經與腧穴

腧穴

　　本經一側 14 穴，12 穴分佈在下肢內側，2 穴在腹、胸部。首穴為大敦，末穴為期門穴，其間分別為大敦、行間、太衝、中封、蠡溝、中都、膝關、曲泉、陰包、足五里、陰廉、急脈、章門、期門。本經腧穴主治肝膽、婦科、前陰病及經脈循行部位的其他病證。

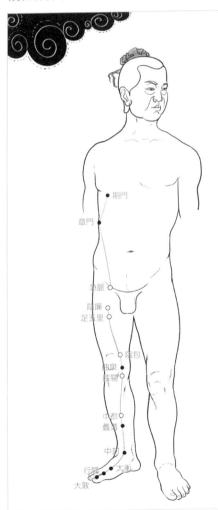

一十四穴足厥陰，大敦行間太衝侵，
中封蠡溝中都近，膝關曲泉陰包臨，
五里陰廉急脈穴，章門常對期門深。

足厥陰肝經圖

大敦　井

行間　滎

中封　經

曲泉　合

太衝　原（輸）

蠡溝　絡

中都　郄

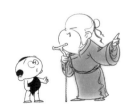

十二經脈與腧穴

腧穴 —— 大敦

大敦，在足大趾末節外側。為井穴。本穴主治疝氣，遺尿，癃閉，經閉，崩漏，月經不調，陰挺，癲癇。

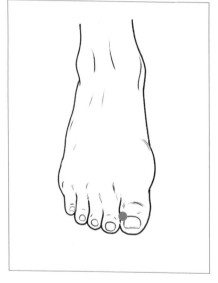

大敦·井穴

【穴　義】體內肝經的溫熱水液由本穴外輸體表。

【名　解】大敦，即大樹墩，在此意指穴內氣血的生發特性。本穴物質為體內肝經外輸的溫熱水液，而本穴又為肝經之穴，時值為春，水液由本穴的地部孔隙外出體表後蒸升擴散，表現出春天氣息的生發特性，如大樹墩在春天生發新枝一般，故名大敦。

【定　位】在足踇趾末節（靠第二趾一側）甲根邊緣外側 0.1 寸（約 2 毫米處）。取穴時正坐或仰臥。

【主　治】疝氣，遺尿，癃閉，經閉，崩漏，月經不調，陰挺，癲癇。

【配　伍】配太衝、氣海、地機治疝氣；配百會、三陰交、照海治子宮脫垂。

【刺灸法】淺刺 0.1 ～ 0.2 寸。可灸。取三棱針點刺大敦穴出血，然後用手指從膝關推揉此穴出血。

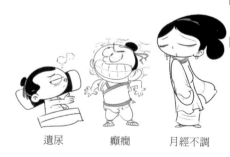

遺尿　　癲癇　　月經不調

足厥陰肝經與腧穴

腧穴 ── 章門

　　章門，在側腹部，當第 11 肋游離端的下方。臟會，脾募穴，足厥陰、足少陽交會穴。本穴主治腹脹，泄瀉，痞塊，脅痛，黃疸。

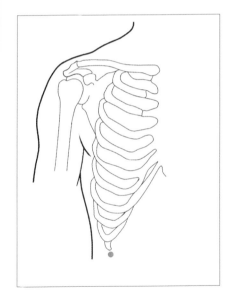

章門·臟會，脾募穴，足厥陰、足少陽經交會穴

【穴　義】肝經的強勁風氣在此風停氣息。

【名　解】章，大木材；門，出入的門戶。章門又名後章門，意指肝經的強勁風氣在此風停氣息。本穴物質為急脈穴傳來的強勁風氣，至本穴後，此強勁風氣風停氣息，風氣如同由此進入門戶一般，故名章門。後章門名意與章門同，後是與脾經衝門穴的別稱前章門相對而言的。

【定　位】在側腹部，當第 11 肋游離端的下方。

【主　治】腹脹，泄瀉，痞塊；脅痛，黃疸。

【配　伍】配梁門、足三里治腹脹；配內關、陰陵泉治胸脅痛；配足三里、太白治嘔吐。

【刺灸法】直刺 0.8 ～ 1 寸。

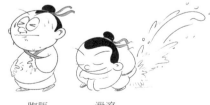

腹脹　　泄瀉

足厥陰肝經與腧穴

腧穴 —— 期門

期門，在胸部，當乳頭直下，第6肋間隙，前正中線旁開4寸處。為肝募穴，足厥陰、足太陰與陰維脈交會穴。本穴主治胸脅脹痛，呃逆，吐酸，腹脹，乳癰，鬱悶。

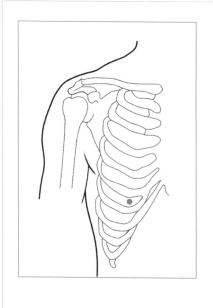

期門·肝井穴

【穴　義】天之中部的水濕之氣由此輸入肝經。

【名　解】期，期望、約會之意；門，出入的門戶。本穴名意指天之中部的水濕之氣由此輸入肝經。本穴為肝經的最上一穴，由於下部的章門穴無物外傳而使本穴處於氣血物質的空虛狀態。但是，本穴又因其位處於人體前正中線及側正中線的中間位置，既不陰又不陽、既不高亦不低，因而既無熱氣在此冷降，也無經水在此停住，所以本穴作為肝經募穴，儘管其穴內氣血空虛，但卻募集不到氣血物質，唯有期望等待，故名期門。

【定　位】該穴位於胸部，當乳頭直下，第6肋間隙，前正中線旁開4寸。

【主　治】胸脅脹痛；呃逆，吐酸，腹脹；乳癰，鬱悶。

【配　伍】配肝俞、膈俞治胸脅脹痛；配內關、足三里治呃逆；配陽陵泉、中封治黃疸。

【刺灸法】斜刺0.5～0.8寸。

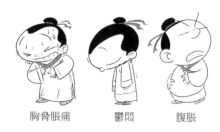

胸脅脹痛　　鬱悶　　腹脹

奇經八脈與腧穴

督脈、任脈、衝脈、帶脈、陰維脈、陽維脈、陰蹺脈、陽蹺脈，既不直屬臟腑，又無表裡配合關係，別道奇行，因而被稱為「奇經八脈」。它們對十二經脈、經別、絡脈具有廣泛的聯繫作用，並主導調節全身氣血的盛衰。

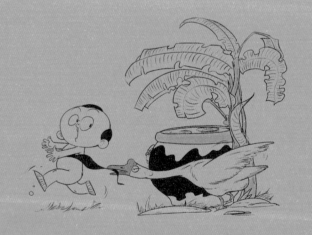

奇經八脈的作用

　　奇經八脈對十二經脈、經別、絡脈具有廣泛的聯繫作用，並主導調節全身氣血的盛衰。主要表現為統領、聯絡作用和溢蓄、調節作用。

統領、聯絡作用
衝、任、督脈功能強大，聯繫廣泛。它們相互交通，下起於胞中，上及於頭腦，前貫心，後貫脊。

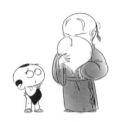

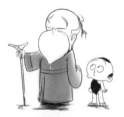

衝脈　通行十二經，主一身之血。
任脈　主一身之陰氣。
督脈　主一身之陽氣，還通於髓海，督領經脈之海。

帶脈、維脈、蹻脈則聯絡各經
帶脈　對全身縱行經脈均有聯絡調節作用。
陽維脈　通過會督脈而聯繫各陽經，主一身之表。
陰維脈　通過會任脈而聯繫各陰經，主一身之裡。
陰陽蹻脈　分別聯絡多條陰經或陽經。

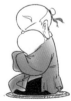

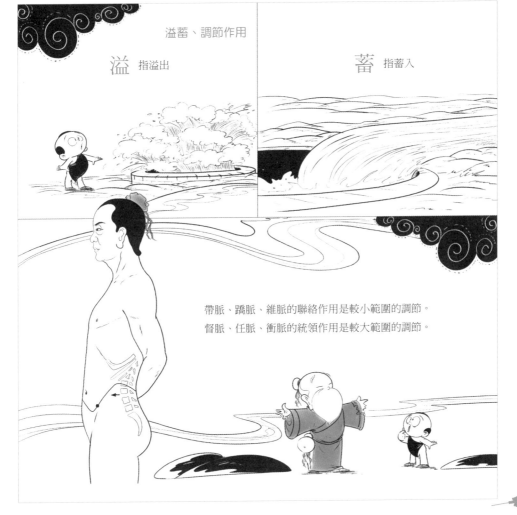

溢蓄、調節作用

溢 指溢出

蓄 指蓄入

帶脈、蹻脈、維脈的聯絡作用是較小範圍的調節。
督脈、任脈、衝脈的統領作用是較大範圍的調節。

經絡循行

督脈主幹行於身後正中線，按十四經註疏與足厥陰肝經銜接，交於任脈。聯繫的臟腑器官主要有胞中、心、腦、喉、目等。其絡脈從長強上背、項、頭。

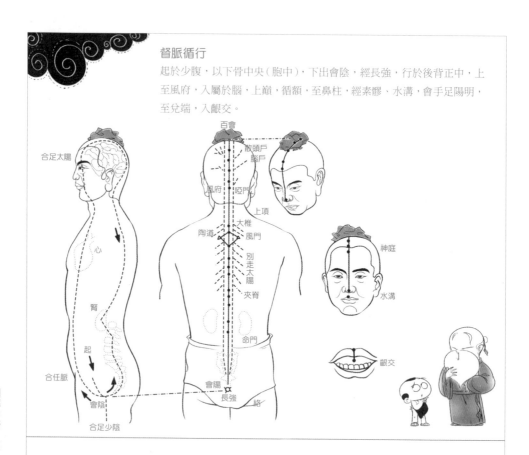

督脈循行

起於少腹，以下骨中央（胞中），下出會陰，經長強，行於後背正中，上至風府，入屬於腦，上巔，循額，至鼻柱，經素髎、水溝，會手足陽明，至兌端，入齦交。

督脈起於小腹內，下出會陰，向後至尾骶部的長強穴，沿脊柱上行，經項部至風府穴，進入腦內，屬腦，沿頭部正中線，上至巔頂的百會穴，經前額下行鼻柱至鼻尖的素髎穴，過人中，至上齒正中的齦交穴。

功能

督，本義為觀察、審察，引申為總督、統率、正中，指此脈統率全身陽氣。

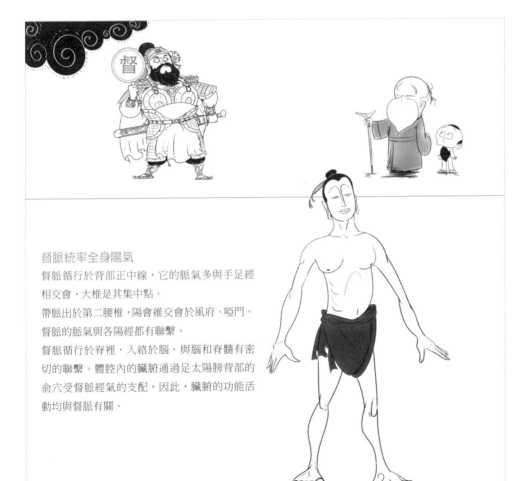

督脈統率全身陽氣
督脈循行於背部正中線，它的脈氣多與手足經
相交會，大椎是其集中點。
帶脈出於第二腰椎，陽會維交會於風府、啞門。
督脈的脈氣與各陽經都有聯繫。
督脈循行於脊裡，入絡於腦，與腦和脊髓有密
切的聯繫。體腔內的臟腑通過足太陽膀背部的
俞穴受督脈經氣的支配，因此，臟腑的功能活
動均與督脈有關。

督脈與腧穴

病證表現

督脈循行於人體背部，入內聯絡腦，如果督脈脈氣失調，會出現腰脊強痛，頭重頭痛和神志病。比外，髓海不足的證候，如腦轉耳鳴、眩暈、目無所見、懈怠、嗜睡等。

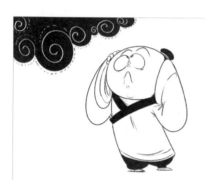

病邪侵犯督脈時的主要症狀
脊柱強直，角弓反張，脊背疼痛，精神失常，小兒驚厥，牙關緊閉，頭痛，四肢抽搐，神志昏迷、發熱。

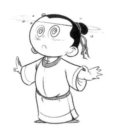

督脈虛衰可表現為如下症狀
眩暈，健忘，頭昏頭重，耳鳴耳聾，佝僂形俯，腰脊酸軟，舌淡，脈細弱。

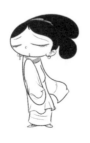

督脈陽虛可表現為如下症狀
精冷薄清，遺精，背脊畏寒，陽事不舉，宮寒不孕，腰膝酸軟，女子小腹墜脹、冷痛，舌淡，脈虛弱。

腧穴

督脈共 28 穴，首穴為長強，末穴為齦交，其間有腰俞、腰陽關、命門、脊中、靈台、神道、身柱、大椎、風府、百會、囟會、神庭、素髎、水溝、兌端、齦交等。分佈在頭、面、項、背、腰、骶部之後正中線上。督脈穴位主治消化系統、呼吸系統、神經系統、泌尿生殖系統、運動系統病症及熱性病症和本經所過部位的病症。

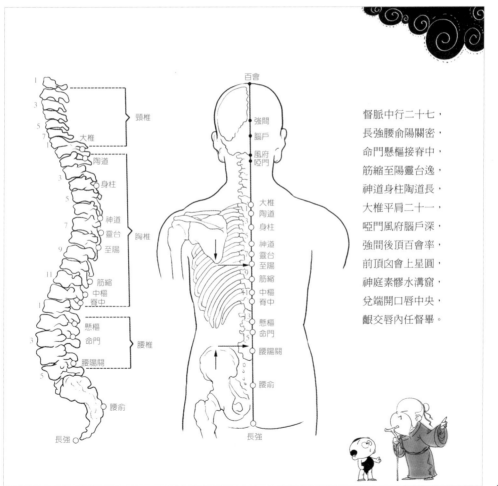

督脈中行二十七，
長強腰俞陽關密，
命門懸樞接脊中，
筋縮至陽靈台逸，
神道身柱陶道長，
大椎平肩二十一，
啞門風府腦戶深，
強間後頂百會率，
前頂囟會上星圓，
神庭素髎水溝窟，
兌端開口唇中央，
齦交唇內任督畢。

腧穴 —— 長強

長強，在尾骨端下，當尾骨端與肛門連線的中點處。為絡穴，督脈、足少陽、足少陰經交會穴。本穴主治痔疾，脫肛，泄瀉，便秘，癲狂癇，瘈瘲，腰痛，尾骶骨痛。

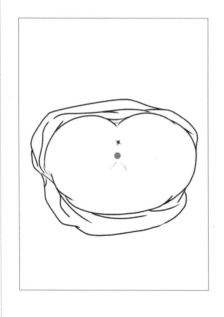

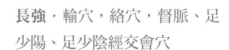
長強·輸穴，絡穴，督脈、足少陽、足少陰經交會穴

【穴　義】胞宮中的高溫高壓水濕之氣由此外輸體表。

【名　解】長，長久；強，強盛。本穴名意指胞宮中的高溫高壓水濕之氣由此外輸體表。本穴為督脈之穴，其氣血物質來自胞宮，溫壓較高，向外輸出時既強勁又飽滿，且源源不斷也，故而得名。

【定　位】在尾骨端下，當尾骨端與肛門連線的中點處。取穴時胸膝位或側臥。

【主　治】痔疾，脫肛，泄瀉，便秘；癲狂癇；瘈瘲，腰痛，尾骶骨痛。

【配　伍】配承山治痔疾、便結；配小腸俞治大小便難、淋證；配身柱治脊背疼痛；配百會治脫肛、頭昏。

【刺灸法】斜刺，針尖向上與骶骨平行刺入0.5～1.0寸。不得刺穿直腸，以防感染。

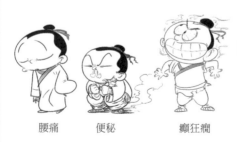

腰痛　　便秘　　　癲狂癇

腧穴 —— 大椎

大椎，在後正中線上，第 7 頸椎棘突下凹陷處。為督脈、手足三陽經交會穴。本穴主治熱病，瘧疾，骨蒸盜汗，咳嗽，氣喘，癲癇，小兒驚風，感冒，畏寒，風疹，頭項強痛。

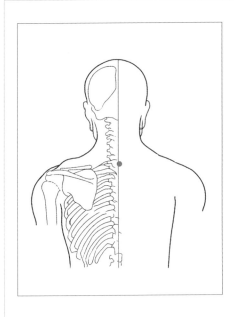

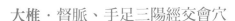

大椎 · 督脈、手足三陽經交會穴

【穴　義】手足三陽的陽熱之氣由此匯入本穴並與督脈的陽氣上行頭頸。

【名　解】大，多；椎，錘擊之器。此指穴內氣血物質為實而非虛也。本穴名意指手足三陽的陽熱之氣由此匯入本穴並與督脈的陽氣上行頭頸。本穴物質一為督脈陶道穴傳來的充足陽氣，二是手足三陽經外散於背部陽面的陽氣，穴內的陽氣充足滿盛如椎般堅實，故而得名。

【定　位】在後正中線上，第 7 頸椎棘突下凹陷處。

【主　治】熱病，瘧疾，骨蒸盜汗，咳嗽，氣喘；癲癇，小兒驚風；感冒，畏寒，風疹，頭項強痛。

【配　伍】配肺俞治虛損、盜汗、勞熱；配間使、乳根治脾虛發瘧；配曲池預防流腦；配合谷治白細胞減少；配足三里、命門提高機體免疫力。

【刺灸法】斜刺 0.5 ～ 1.0 寸；可灸。

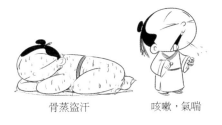

骨蒸盜汗　　　　咳嗽，氣喘

腧穴 —— 百會

百會，在頭部，當前髮際正中直上 5 寸，或兩耳尖連線的中點處。為督脈、足太陽經交會穴。本穴主治頭痛，眩暈，卒中失語，癲狂癇，失眠，健忘，脫肛，陰挺，久瀉。

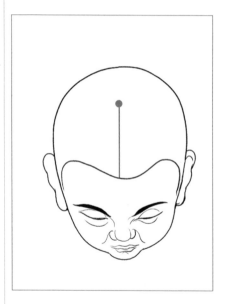

百會 · 督脈、足太陽經交會穴

【穴　義】手足三陽經及督脈陽氣在此交會。

【名　解】百，數量詞，多之意；會，交會。本穴名意指手足三陽經及督脈的陽氣在此交會。本穴由於其處於人之頭頂，在人的最高處，因此人體各經上傳的陽氣都交會於此，故而得名。

【定　位】在頭部，當前髮際正中直上 5 寸，或兩耳尖連線的中點處。

【主　治】頭痛，眩暈，卒中失語，癲狂癇；失眠，健忘；脫肛，陰挺，久瀉。

【配　伍】配肺俞治虛損、盜汗、勞熱；配間使、乳根治脾虛發瘧；配曲池預防流腦；配足三里、命門提高機體免疫力；配大椎、定喘、孔最治哮喘。

【刺灸法】平刺 0.5 ～ 1.0 寸。

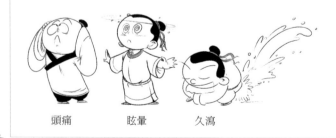

頭痛　　　眩暈　　　久瀉

腧穴 —— 水溝

　　水溝，在面部，當人中溝的上 1/3 與中 1/3 交點處。為督脈、手足陽明經交會穴。本穴主治昏迷，暈厥，卒中，癲狂癇，抽搐，口喎，唇腫，齒痛，鼻塞，鼻衄，牙關緊閉，閃挫腰痛，脊膂強痛，消渴，黃疸，遍身水腫。

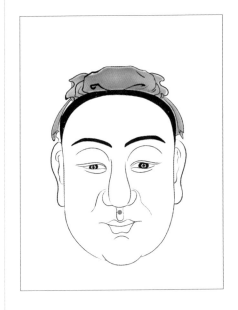

水溝‧督脈、手足陽明經交會穴

【穴　義】督脈的冷降水液在此循地部溝渠下行。

【名　解】水，指穴內物質為地部經水；溝，水液的渠道。本穴名意指督脈的冷降水液在此循地部溝渠下行。本穴物質為素髎穴傳來的地部經水，在本穴的運行為循督脈下行，本穴的微觀形態如同地部的小溝渠，故而得名。

【定　位】在面部，當人中溝的上 1/3 與中 1/3 交點處。

【主　治】昏迷，暈厥，卒中，癲狂癇，抽搐；口喎，唇腫，齒痛，鼻塞，鼻衄，牙關緊閉；閃挫腰痛，脊膂強痛；消渴，黃疸，遍身水腫。

【配　伍】配百會、十宣、湧泉治昏迷急救；配上星、風府治鼻流清涕；配委中（瀉法）治急性腰扭傷；配三陰交、血海治月經不調、崩漏。

【刺灸法】向上斜刺 0.3 ～ 0.5 寸（或用指甲按掐）。一般不灸。

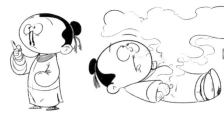

鼻衄　　　　　　抽搐

經絡循行

　　任脈起於胞中，主幹行於前正中線，按十四經註疏與督脈相銜接，交於手太陰肺經。聯繫的臟腑器官主要有胞中、咽喉、唇口、目。

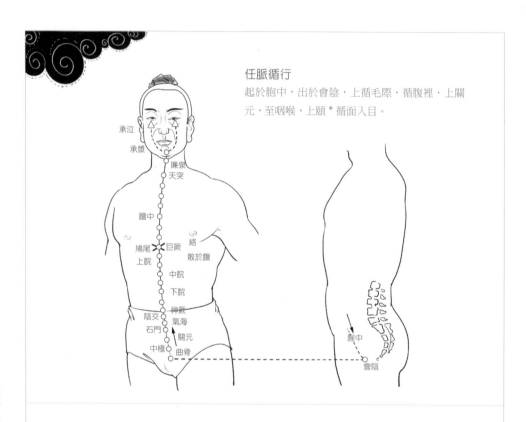

任脈循行

起於胞中，出於會陰，上循毛際，循腹裡，上關元，至咽喉，上頤 * 循面入目。

承泣
承漿
廉泉
天突
膻中
絡
鳩尾　巨厥
上脘　散於腹
中脘
下脘
神厥
陰交　氣海
石門　關元
中極　曲骨
胞中
會陰

　　任脈起於胞中，下出於會陰，經陰阜，沿腹部正中線上行，經咽喉部（天突），到達下唇內，左右分行，環繞口唇，交會於督脈之齦交穴，再分別通過鼻翼兩旁，上至眼眶下（承泣），交於足陽明經。

174

*頤：下頜部。

任脈與腧穴

功能

任脈任受全身陰氣，主要行於身前正中。主胞胎，與生育功能有關。

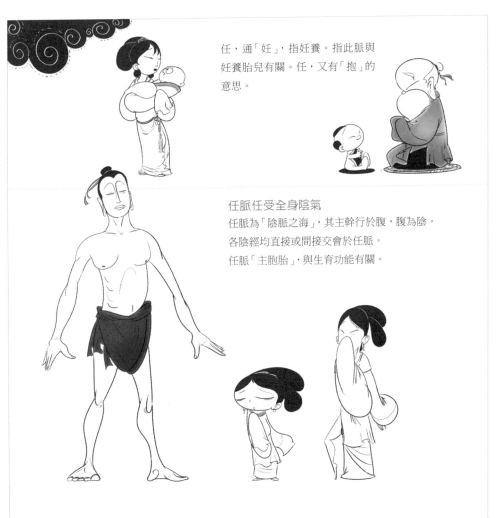

任，通「妊」，指妊養。指此脈與
妊養胎兒有關。任，又有「抱」的
意思。

任脈任受全身陰氣
任脈為「陰脈之海」，其主幹行於腹，腹為陰。
各陰經均直接或間接交會於任脈。
任脈「主胞胎」，與生育功能有關。

病證表現

　　任脈主幹行於前正中線，聯繫的臟腑器官主要有胞中、咽喉、唇口、目。任脈病候主要表現為泌尿生殖系統病症和下腹部病痛。

任脈不通可表現為如下症狀：

月經不調，經閉不孕，帶下色白，小腹積塊，脹滿疼痛，遊走不定，睪丸脹痛，疝氣。

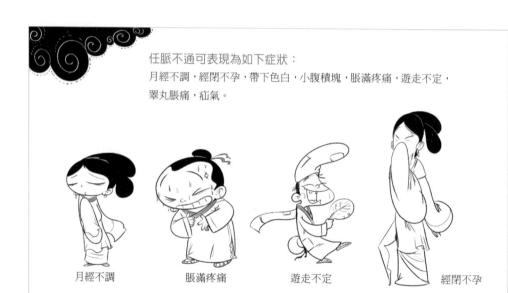

| 月經不調 | 脹滿疼痛 | 遊走不定 | 經閉不孕 |

任脈虛衰可表現為如下症狀：

胎動不安，小腹墜脹，陰道下血，甚至滑胎，月經愆期或經閉，或月經淋灕不盡，頭暈眼花，腰膝酸軟，舌淡，脈細無力。

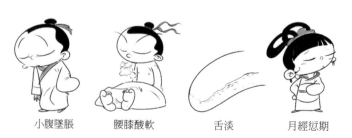

| 小腹墜脹 | 腰膝酸軟 | 舌淡 | 月經愆期 |

腧穴

　　任脈共 24 穴，分別為會陰、曲骨、中極、關元、石門、氣海、陰交、神闕、水分、下脘、建里、中脘、上脘、巨闕、鳩尾、中庭、膻中、玉堂、紫宮、華蓋、璇璣、天突、廉泉、承漿，分佈在面、頸、胸、腹的前正中線上。主治神經系統、呼吸系統、消化系統、泌尿系統病症及寒性病症和本經所過部位的病症。

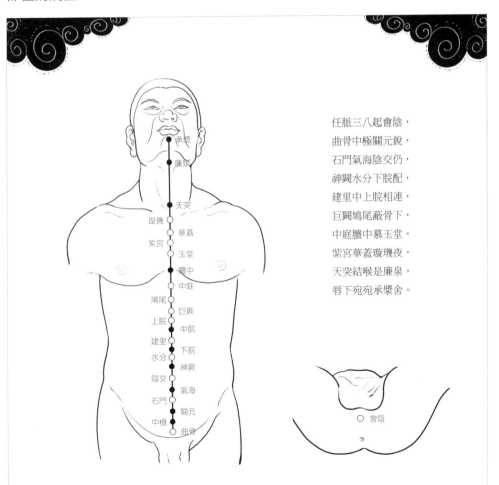

任脈三八起會陰，
曲骨中極關元銳，
石門氣海陰交仍，
神闕水分下脘配，
建里中上脘相連，
巨闕鳩尾蔽骨下，
中庭膻中慕玉堂，
紫宮華蓋璇璣夜，
天突結喉是廉泉，
唇下宛宛承漿舍。

腧穴 —— 會陰

　　會陰，在人體會陰部，男性當陰囊根部與肛門連線的中點；女性當大陰唇後聯合與肛門連線的中點。為任脈、督脈、衝脈交會穴。本穴主治小便不利，遺尿，遺精，陽痿，月經不調，陰痛，陰癢，痔疾，脫肛，溺水，窒息，產後昏迷，癲狂癇。

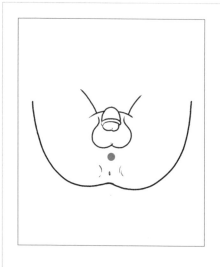

會陰·任脈、督脈、衝脈交會穴

【穴　義】由人體上部降行的地部陰液在此交會。

【名　解】會，交會；陰，陰液。本穴名意指由人體上部降行的地部陰液在此交會。本穴物質來自人體上部的降行水液，至本穴後為交會狀，故而得名。

【定　位】在人體會陰部，男性當陰囊根部與肛門連線的中點；女性當大陰唇後聯合與肛門連線的中點。

【主　治】小便不利，遺尿，遺精，陽痿，月經不調，陰痛，陰癢，痔疾，脫肛，溺水，窒息，產後昏迷，癲狂。

【配　伍】配神門治癲狂癇；配水溝治溺水窒息；配十宣急救昏迷；配承山治痔瘡、脫肛；配支溝、上巨虛治便秘；配中極治遺尿、淋症；配關元治遺精。

【刺灸法】直刺 0.5 ～ 1.0 寸，本穴深部為膀胱，應在排尿後進行針刺。孕婦禁針。

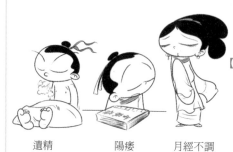

遺精　　　陽痿　　　月經不調

腧穴 ── 關元

　　關元，在下腹部，前正中線上，當臍中下 3 寸。為小腸募穴，任脈、足三陰經交會穴。本穴主治虛勞羸瘦，卒中脫證，眩暈；陽痿，遺精，月經不調，痛經，閉經，崩漏，帶下，不孕，遺尿，小便頻數，癃閉，疝氣；腹痛，泄瀉。

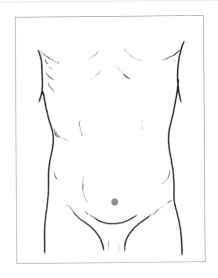

關元 · 小腸募穴，任脈、足三陰經交會穴

【穴　義】任脈氣血中的滯重水濕在此被關卡不得上行。

【名　解】關，關卡；元，元首。本穴名意指任脈氣血中的滯重水濕在此關卡不得上行。本穴物質為中極穴吸熱上行的天部水濕之氣，至本穴後，大部分水濕被冷降於地，只有小部分水濕之氣吸熱上行，本穴如同天部水濕的關卡一般，故而得名。

【定　位】在下腹部，前正中線上，當臍中下 3 寸。

【主　治】虛勞羸瘦，卒中脫證，眩暈；陽痿，遺精，月經不調，痛經，閉經，崩漏，帶下，不孕，遺尿，小便頻數，癃閉，疝氣；腹痛，泄瀉。

【配　伍】關元配陰陵泉治氣癃溺黃；配太溪治久瀉不止，久痢赤白；配湧泉治滑精、腰痛；配中極、陰交、石門、期門治胸脅痞滿。

【刺灸法】直刺 1.0 ～ 2.0 寸，需排尿後進行針刺。孕婦慎用。

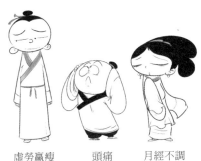

虛勞羸瘦　　頭痛　　月經不調

腧穴 —— 膻中

　　膻中，在胸部，當前正中線上，平第 4 肋間，兩乳頭連線的中點。為心包募穴，氣會。本穴主治胸悶，氣短，胸痛，心悸，咳嗽，氣喘；乳汁少，乳癰；呃逆，嘔吐。

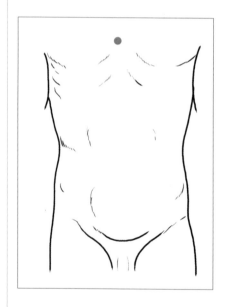

膻中・心包募穴，氣會

【穴　義】任脈之氣在此吸熱脹散。

【名　解】膻，羊臊氣或羊腹內的膏脂也，此指穴內氣血為吸熱後的熱燥之氣；中，與外相對，指穴內。膻中名意指任脈之氣在此吸熱脹散。本穴物質為中庭穴傳來的天部水濕之氣，至本穴後進一步吸熱脹散而變化熱燥之氣，如羊肉帶有辛臊氣味一般，故而得名。

【定　位】在胸部，當前正中線上，平第 4 肋間，兩乳頭連線的中點。

【主　治】胸悶，氣短，胸痛，心悸，咳嗽，氣喘；乳汁少，乳癰；呃逆，嘔吐。

【配　伍】配內關、三陰交、巨闕、心平、足三里治冠心病；配中脘、氣海治嘔吐反胃；配天突治哮喘；配肺俞、豐隆、內關治咳嗽痰喘；配厥陰俞、內關治心悸、心煩、心痛。

【刺灸法】平刺 0.3 ～ 0.5 寸；可灸。

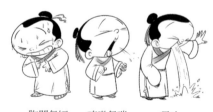

胸悶氣短　　咳嗽氣喘　　嘔吐

任脈與腧穴

腧穴 —— 承漿

　　承漿，在面部，當頦唇溝的正中凹陷處。為任脈、足陽明經交會穴。本穴主治口喎，唇緊，齒齦腫痛，流涎，暴暗，口舌生瘡，面痛；消渴，癲癇。

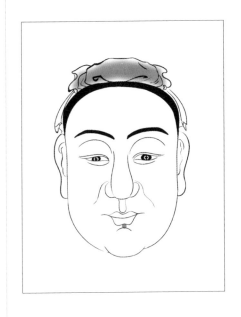

承漿·任脈、足陽明經交會穴

【穴　義】任脈的冷降水濕及胃經的地部經水在此聚集。

【名　解】承，承受；漿，水與土的混和物。本穴名意指任脈的冷降水濕及胃經的地部經水在此聚集。本穴物質為胃經地倉穴傳來的地部經水以及任脈廉泉穴冷降的地部水液，至本穴後為聚集之狀，本穴如同地部經水的承托之地，故而得名。

【定　位】在面部，當頦唇溝的正中凹陷處。為任脈、足陽明經交會穴。取穴時仰靠坐位。

【主　治】口喎，唇緊，齒齦腫痛，流涎，暴暗，口舌生瘡，面痛；消渴，癲癇。

【配　伍】配委中治衄血不止；配風府治頭項強痛，牙痛。

【刺灸法】斜刺 0.3 ～ 0.5 寸。

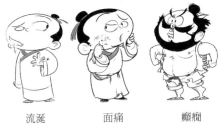

流涎　　　面痛　　　癲癇

衝脈

經絡循行

衝脈起於胞中，主要與足少陰腎經並行，通過十二經，滲灌氣血，不參與循環流注。它聯繫的臟腑器官主要有胞中、頏顙、唇口等。

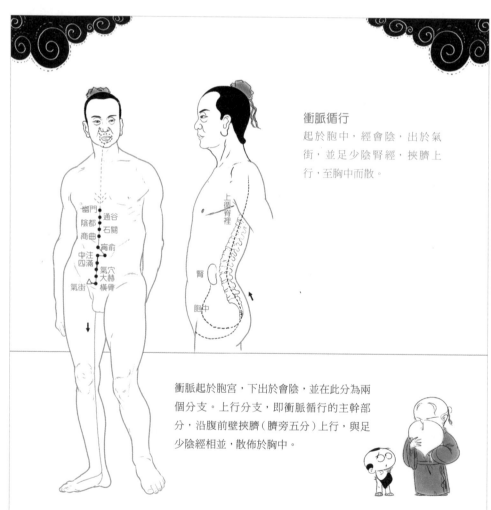

衝脈循行

起於胞中，經會陰，出於氣街，並足少陰腎經，挾臍上行，至胸中而散。

衝脈起於胞宮，下出於會陰，並在此分為兩個分支。上行分支，即衝脈循行的主幹部分，沿腹前壁挾臍（臍旁五分）上行，與足少陰經相並，散佈於胸中。

功能

衝脈的功能主要可概括為「十二經之海」「五臟六腑之海」「血海」。

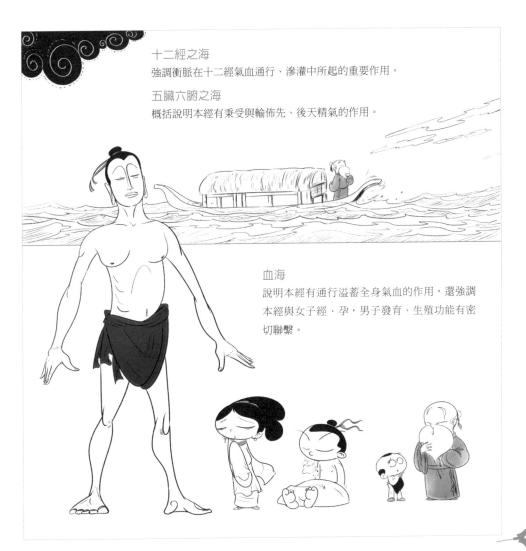

十二經之海
強調衝脈在十二經氣血通行、滲灌中所起的重要作用。

五臟六腑之海
概括說明本經有秉受與輸佈先、後天精氣的作用。

血海
說明本經有通行溢蓄全身氣血的作用，還強調本經與女子經、孕，男子發育、生殖功能有密切聯繫。

衝脈

病證表現

衝脈症候主要表現在逆氣上衝和生殖、泌尿系統病症。

逆氣上衝
表現為心痛、心煩，胸悶脅脹，腹痛裡急。

生殖、泌尿系統病症
男女不育，月經不調，遺尿。

不育　　　　　　　　　　　遺尿　　　月經不調

帶脈

經絡循行

帶脈是各經脈中唯一橫行於腰腹部的經脈，主要聯繫下腹的臟腑器官。

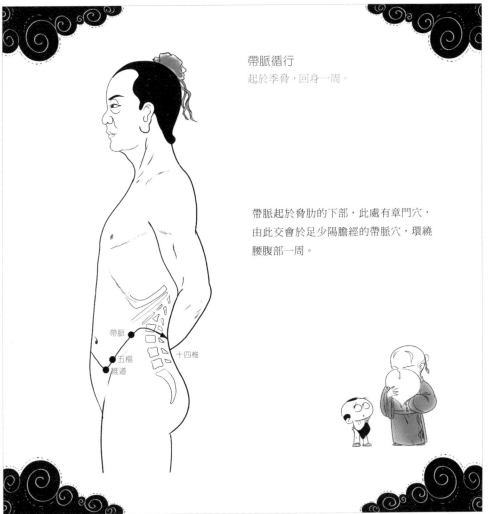

帶脈循行
起於季脅，回身一周。

帶脈起於脅肋的下部，此處有章門穴，
由此交會於足少陽膽經的帶脈穴，環繞
腰腹部一周。

帶脈

五樞
維道

十四椎

帶脈

功能與病候

帶脈的功能可概括為「總束諸脈」，健運腰腹和下肢。

帶脈病候主要表現為「帶脈不引」。

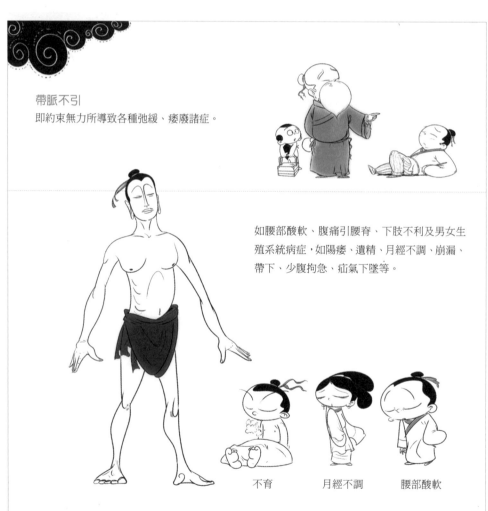

帶脈不引
即約束無力所導致各種弛緩、痿廢諸症。

如腰部酸軟、腹痛引腰脊、下肢不利及男女生
殖系統病症，如陽痿、遺精、月經不調、崩漏、
帶下、少腹拘急、疝氣下墜等。

不育　　　月經不調　　　腰部酸軟

陽蹻、陰蹻脈

經絡循行

　　陽蹻脈、陰蹻脈分別起於足跟，分別行於下肢的陽側和陰側，向上交會於眼部，聯繫的臟腑器官主要有咽喉、眼目和腦。

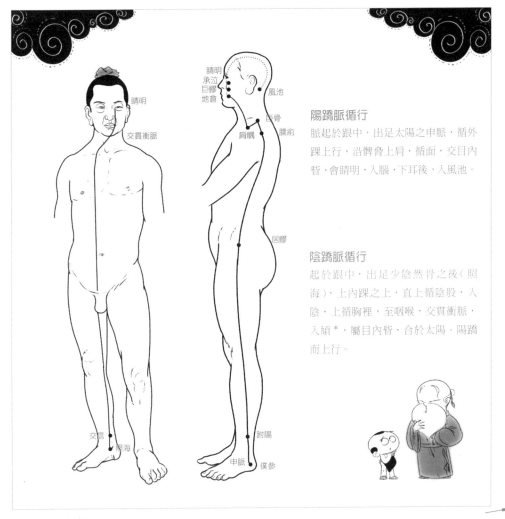

晴明
承泣
巨髎
地倉
風池
睛明
巨骨
交貫衝脈
肩髃
臑俞
居髎
交信
照海
跗陽
申脈
僕參

陽蹻脈循行

脈起於跟中，出足太陽之申脈，循外踝上行，沿髀脅上肩，循面，交目內眥，會晴明，入腦，下耳後，入風池。

陰蹻脈循行

起於跟中，出足少陰然骨之後（照海），上內踝之上，直上循陰股，入陰，上循胸裡，至咽喉，交貫衝脈，入頄＊，屬目內眥，合於太陽、陽蹻而上行。

奇經八脈與腧穴

＊頄：鼻旁，顴骨部。

功能與病候

蹻脈的功能主要為主睡眠和主肢體運動。

蹻脈病候主要表現為兩個方面，一為失眠或嗜睡，一為下肢拘急。

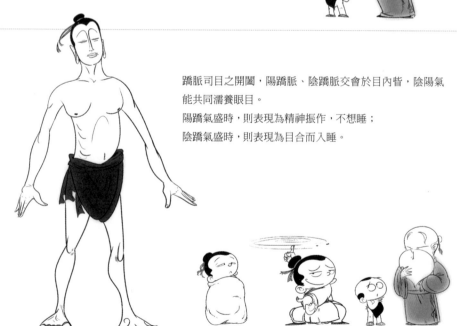

蹻，原意為「舉足行高」。因為蹻脈起於足部，與
活動功能有關；還有活動敏捷的意思，蹻脈是人
行走的關鍵。

蹻脈司目之開闔，陽蹻脈、陰蹻脈交會於目內眥，陰陽氣
能共同濡養眼目。

陽蹻氣盛時，則表現為精神振作，不想睡；

陰蹻氣盛時，則表現為目合而入睡。

陽維、陰維脈

經絡循行

　　陽維起於「諸陽會 *」，聯絡諸陽經以通督脈；陰維脈起於「諸陰交 *」，聯絡諸陰經以通任脈。陽維、陰維兩脈對全身氣血起溢蓄調節作用。

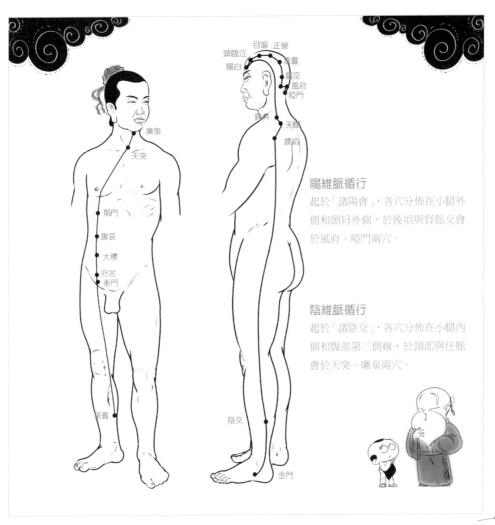

陽維脈循行
起於「諸陽會」，各穴分佈在小腿外側和頭肩外側，於後項與督脈交會於風府、啞門兩穴。

陰維脈循行
起於「諸陰交」，各穴分佈在小腿內側和腹部第三側線，於頸部與任脈會於天突、廉泉兩穴。

*諸陽會：與各陽經的交會穴，非特指某一穴。 *諸陰交：與各陰經的交會穴，非特指某一穴。

陽維、陰維脈

功能與病候

　　維脈的功能主要為「維絡於身」，對全身氣血起溢蓄調節作用，而不交接環流。

　　維脈病候主要表現為精神渙散和體力鬆懈。

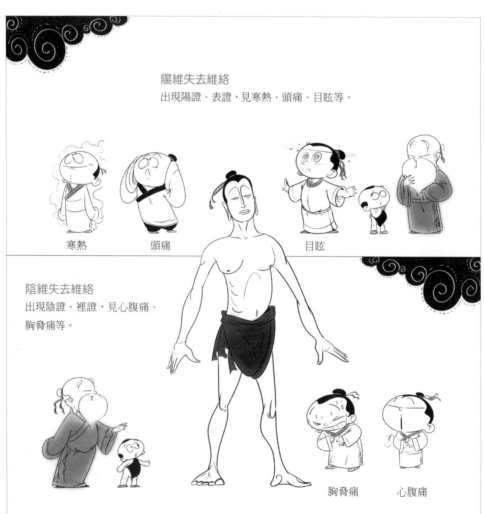

陽維失去維絡
出現陽證、表證，見寒熱、頭痛、目眩等。

寒熱　　　頭痛　　　　　　　　　目眩

陰維失去維絡
出現陰證、裡證，見心腹痛、
胸脅痛等。

胸脅痛　　心腹痛

奇穴

除了十四經穴外，還有一些具有具體位置和名稱的經驗效穴，這就是「經外奇穴」，簡稱「奇穴」。

奇穴多是從「阿是穴」的基礎上發展起來的，雖然它們的主治範圍比較單一，但多數對某些病症有特殊療效，因而為歷代醫家所重視。

歷代文獻中關於奇穴的記載很多。例如，《備急千金要方》中記載了一些取穴方法不同於經穴且有特殊療效的腧穴，雖未命名，但也被後人算作奇穴。明代《奇效良方》專列了「奇穴」，《針灸大成》始列「經外奇穴」一門，其後更有許多著作專門研究收集、闡釋奇穴。

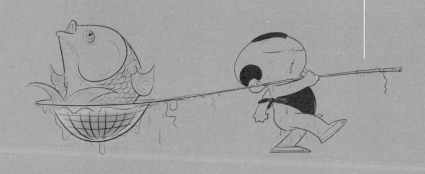

奇穴的分佈

　　奇穴的分佈較為分散，有的在十四經循行路線上；有的雖不在十四經循行路線上，卻與經絡系統有著密切的聯繫；有的奇穴並非指一個穴位，而是多個穴位的組合；有的雖名為奇穴，但實質上就是經穴。為了方便，可以按奇穴所處的人體部位來加以記憶。

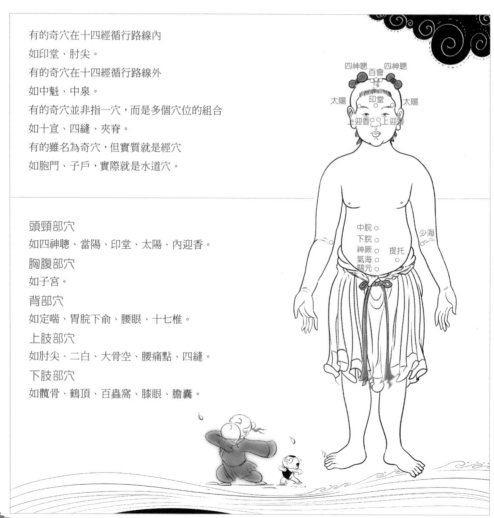

有的奇穴在十四經循行路線內
如印堂、肘尖。
有的奇穴在十四經循行路線外
如中魁、中泉。
有的奇穴並非指一穴，而是多個穴位的組合
如十宣、四縫、夾脊。
有的雖名為奇穴，但實質就是經穴
如胞門、子戶，實際就是水道穴。

頭頸部穴
如四神聰、當陽、印堂、太陽、內迎香。
胸腹部穴
如子宮。
背部穴
如定喘、胃脘下俞、腰眼、十七椎。
上肢部穴
如肘尖、二白、大骨空、腰痛點、四縫。
下肢部穴
如髖骨、鶴頂、百蟲窩、膝眼、膽囊。

奇穴舉例

太陽・夾脊

太陽穴位於耳廓前面，前額兩側，外眼角延長線的上方，主治頭面痛、目疾、齒痛。夾脊又稱華佗夾脊，位於背腰部，當第一胸椎至第五腰椎棘突下兩側，後正中線旁開 0.5 寸，一側 17 個穴位，主治心肺、胸、上肢、胃腸、脾、肝膽、腰腹等多方面疾病。

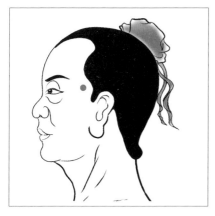

太陽

【定　位】正坐或側伏坐位。在顳部，當眉梢與
　　　　　目外眥之間，向後約一橫指的凹陷處。

【主　治】頭痛，目疾，齒痛，面痛。

【操　作】直刺或斜刺 0.3 ～ 0.5 寸，或用三棱針
　　　　　點刺出血。

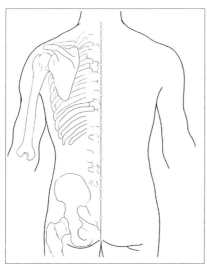

夾脊

【定　位】俯伏或伏臥位。在背腰部，當第一胸
　　　　　椎至第五腰椎棘突下兩側，後正中線
　　　　　旁開 0.5 寸，一側 17 個穴位。

【主　治】胸 1 ～ 5 夾脊，治療心肺、胸部、上
　　　　　肢疾病；胸 6 ～ 12 夾脊，治療胃腸、
　　　　　脾、肝、膽等疾病；腰 1 ～ 5 夾脊，
　　　　　治療下肢疼痛，腰、骶、小腹部疾病。

【操　作】稍向內斜刺 0.5 ～ 1 寸，待有麻脹感
　　　　　即停止進針。須嚴格掌握進針的角度
　　　　　及深度，防止損傷內臟或引起氣胸。

奇穴

腰眼‧四縫

　　腰眼穴位於腰部第四腰椎棘突左右約 3.5 寸凹陷處，主治腰痛、尿頻、帶下等症。四縫穴為 4 個穴位，位於在第二至第五指掌側，近端指關節的中央，主治小兒疳積、百日咳等症。

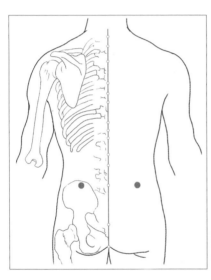

腰眼

【定　位】伏臥位。在腰部，當第四腰椎棘突下，旁開約 3.5 寸凹陷中。

【主　治】腰痛；尿頻，月經不調，帶下。

【操　作】直刺 0.5 ～ 1 寸。

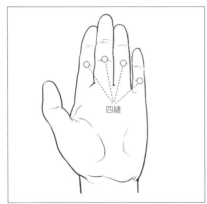

四縫

四縫

【定　位】仰掌伸指，在第二至第五指掌側，近端指關節的中央，一側 4 個穴位。

【主　治】小兒疳積；百日咳。

【操　作】直刺 0.1 ～ 0.2 寸，擠出少量黃白色透明黏液或出血。

我們的心願

掩卷遐思，感慨油然。

五千年的中醫精粹，僅一套書無法描摹它的深沉厚重；

五千年的智慧結晶，僅一套書無法盡現它的博大精深；

五千年的風雨滄桑，僅一套書無法力傳它的慷慨悲憫。

然而，我們相信，您讀完這套書，一定會為中醫國粹的精湛神奇而感慨，一定會為古人的聰慧睿智而動容，為燦爛的中華文明而心生一分自豪之情。

如果您會由此生發出對中醫的研究之心、探索之意，

如果您能由此積極宣傳推廣中醫，讓更多的人來了解它，學習它，發掘它，那麼，我們的心願也就滿足了。

編　者

責任編輯	許琼英	
書籍設計	林 溪	
責任校對	江蓉甬	
排　版	丁 意　肖 霞	
印　務	馮政光	

書　名	圖解中醫 (經絡篇)
叢書名	生命·健康
編　繪	羅大倫　寶金劍　石猴
出　版	香港中和出版有限公司 Hong Kong Open Page Publishing Co., Ltd. 香港北角英皇道 499 號北角工業大廈 18 樓 http://www.hkopenpage.com http://www.facebook.com/hkopenpage http://weibo.com/hkopenpage Email: info@hkopenpage.com
香港發行	香港聯合書刊物流有限公司 香港新界荃灣德士古道 220-248 號荃灣工業中心 16 樓
印　刷	美雅印刷製本有限公司 香港九龍官塘榮業街 6 號海濱工業大廈 4 字樓
版　次	2018 年 9 月香港第 1 版第 1 次印刷 2024 年 6 月香港第 2 版第 3 次印刷
規　格	特 16 開 (170mm×230mm) 200 面
國際書號	ISBN 978-988-8694-07-5 © 2018 Hong Kong Open Page Publishing Co., Ltd. Published in Hong Kong

本書由中國科學技術出版社授權本公司在中國內地以外地區出版發行。